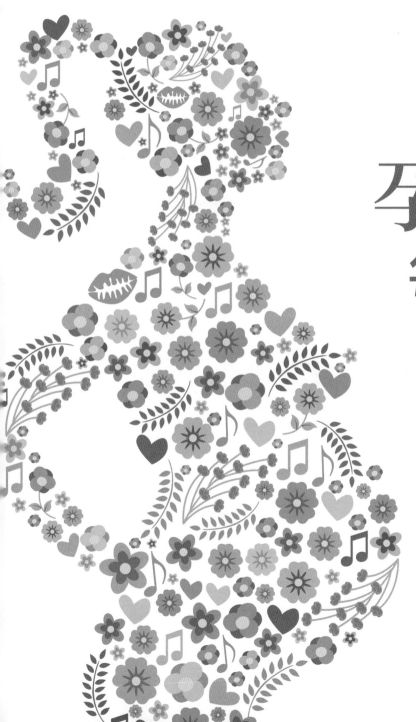

孕前准备
每天一页

王琪 主编

中国轻工业出版社

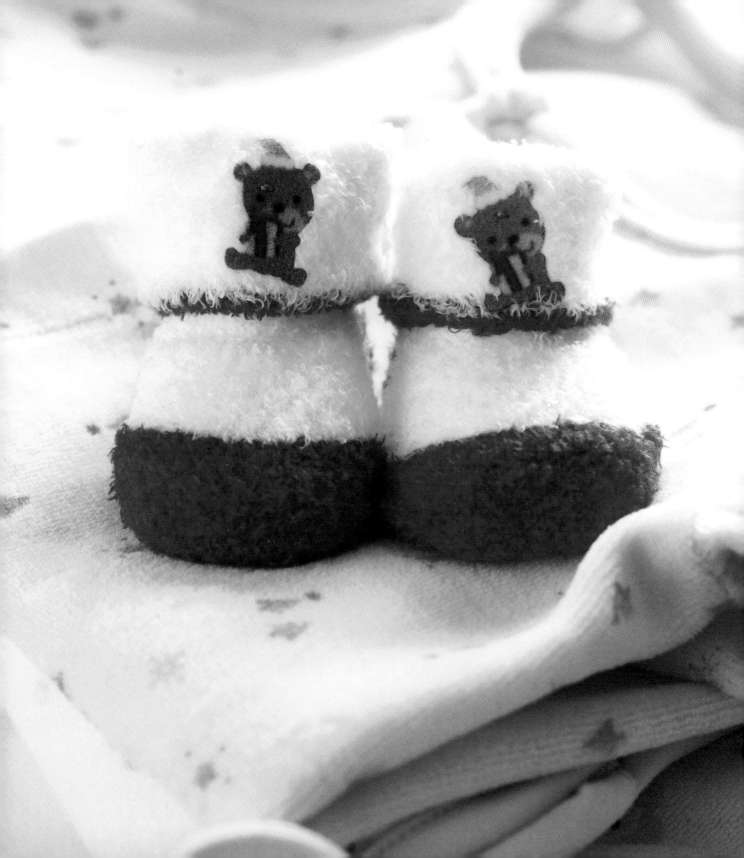

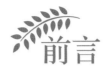

前言

　　很多夫妻已经开始认识到怀孕之前准备的工作是非常重要的，那孕前准备要从什么时候开始呢？严格意义上讲应该是孕前3~6个月，至少需要提前3个月。然而对于孕前准备，夫妻双方也有一箩筐的问题：

　　怀孕前在生活上怎样调节？

　　如何把握最佳受孕时机？

　　卵巢功能如何保养？

　　宫寒怎么办？

　　二胎备孕要注意什么？

　　如何让精子更有活力？

　　备孕期间吃什么？

　　……

　　这么多的问题需要解答，所以不要把怀孕看成一件简单的事，也不要把备孕看成妻子的事，夫妻双方在身体、心理双方面都准备成熟，才是健康孕育宝宝的基础。

　　作者从事妇产科临床及妇女保健工作30年，擅长治疗妇科疾病、妇科内分泌疾病，在婚前保健指导、孕期优生检查与咨询方面积累了丰富的经验。她对临床实践中遇到的最集中的问题，给予了详尽的解答，并分享给备孕夫妻们，帮你们少走弯路，在积极正确的备孕道路上顺利前行。

目录

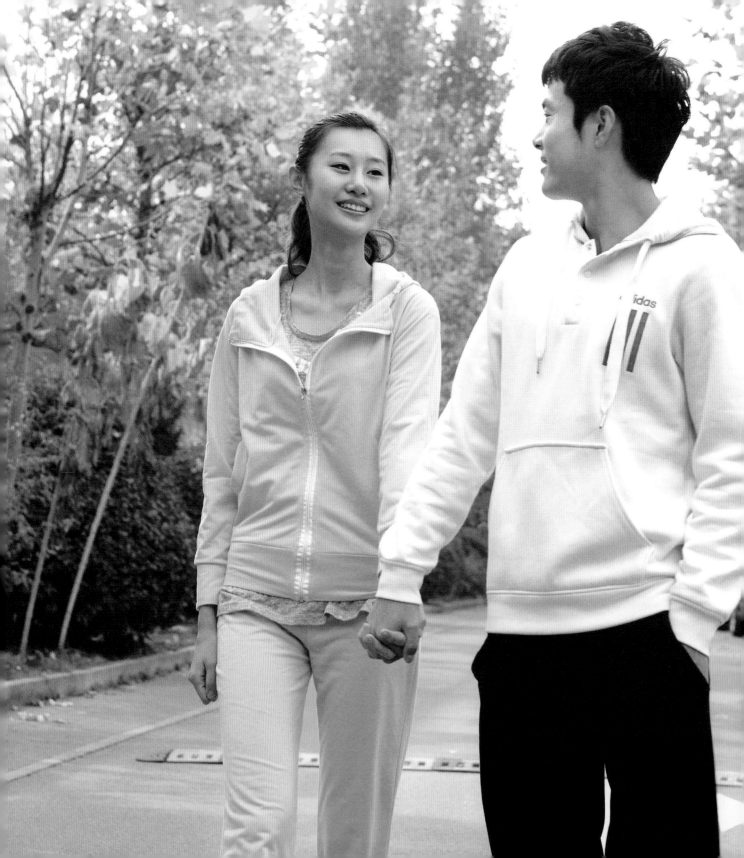

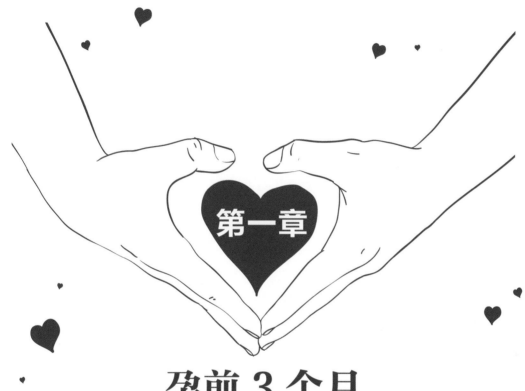

孕前 3 个月

　　孕育一个健康的宝宝，需要有一个最佳受孕时机和良好的孕育环境，为了提高孕育的质量，在怀孕前先要有一个周全的考虑，使妊娠有一个最好的开始。夫妻二人一起认真准备吧，制定属于你们自己的备孕计划。

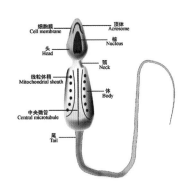

细胞膜 Cell membrane
顶体 Acrosome
头 Head
核 Nucleus
颈 Neck
线粒体鞘 Mitochondrial sheath
体 Body
中央微管 Central microtubule
尾 Tail

第 90 天
提前 3~6 个月备孕

很多夫妻已经开始认识到怀孕之前的准备工作是非常重要的，那孕前准备要从什么时候开始呢？

父母的健康是胎宝宝健康的基础，精子的成熟则需要 90 天。

科学备孕不是一个人的事

积极备孕，对于夫妻双方成功孕育一个健康的宝宝很有帮助。

夫妻二人做好孕前优生优育检查是非常必要的，先给身体做个全面的检查，排除不利因素，孕育健康的宝宝。

备孕的另一个重要注意事项是要保持心情舒畅和家庭氛围和谐。怀孕的难易还是有个体差异的，这也需要夫妻双方互相理解。

备孕过程中要注意调整生活习惯、加强身体锻炼和保持营养均衡，不乱服用药物。生活作息规律，早睡早起，可增强免疫力，有利于身体达到最佳的状态。

精子产生的周期

精子的产生有一个周期，从产生到成熟需要 90 天左右。精子产生后经历了一个发育的阶段，用 74~76 天的时间发育成为蝌蚪状，这个时候从睾丸排出的精子，虽然看起来已经成形，但其实是尚未完全成熟的，还必须在通过附睾的过程中发育成熟，而这个过程还需要 14~16 天。因此，想要孕育健康宝宝，至少提前 3 个月开始进行备孕是正确的选择。

3 个月时间，也是细胞代谢体内有害物质的一个周期。任何对生殖细胞有影响的药物、有毒物质、不良因素等，应待其在体内完全排除、消失后再受孕。

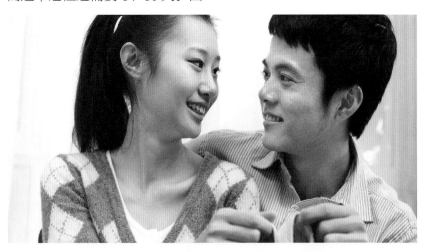

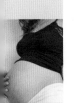

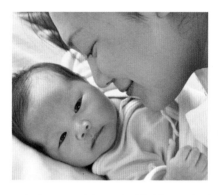

第89天
心理准备与身体准备同样重要

孕前准备做得越充分，备孕夫妻的身体和心理越能承受未来孕期以及育儿生活过程中可能出现的种种意想不到的挫折和困难。

要孩子不是一个简单的决定，养孩子更需要父母的爱心和责任感。

乐观心态是第一

事实证明，有心理准备的夫妻，更容易在孕前、孕后保持轻松愉快的心情，家庭充满幸福、安宁和温馨，也利于胎宝宝健康成长。

胎宝宝的健康与父母孕前的精神健康有着密不可分的关系。夫妻乐观的心态、健康的心理对未来宝宝的成长大有助益。所以，夫妻双方在决定要孩子之后，一定要努力调整自己的情绪，以一种积极乐观的心态面对未来，让希望充满生活的每一天。为怀孕做好身体准备，能够给未来的宝宝一个最佳的人生开端。

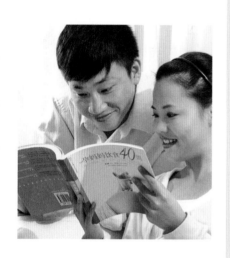

改善身体状况

备孕夫妻最好提前3~6个月做好身体准备，以便在饮食和生活方式上的改变能有时间发挥作用，把自己的身体调理到最佳状态。

如果患有某种疾病，应该在怀孕前至少3~6个月找医生咨询你的健康问题，并根据需要调整治疗方式。即使没有任何健康问题，备孕夫妻也最好做一个全面的孕前健康检查。

另外，还需要改善饮食，注意调整体重，适当运动，戒烟、戒酒等，来全面提升身体素质，让身体达到一个良好的备孕状态。

备孕女性应在孕前注重多种益智营养素的摄入，一旦受孕即可充分满足胚胎大脑发育对多种营养素的需求。当然，备育男性同样也要做好营养准备。

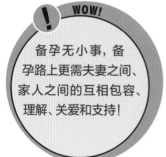

! WOW!

备孕无小事，备孕路上更需夫妻之间、家人之间的互相包容、理解、关爱和支持！

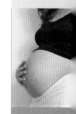

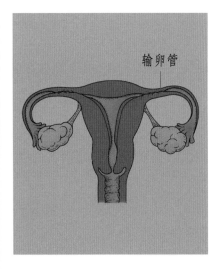

输卵管

第88天
图解生育的秘密

卵子带着女性的遗传物质，精子则带着男性的遗传物质，冲破重重阻碍，二者结合形成受精卵，生命就从这里开始。

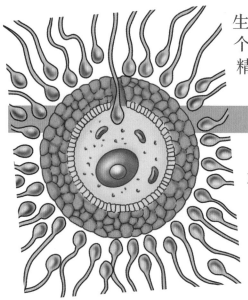

生命的起点是受精卵，整个受孕过程更像是一场精子和卵子的约会。

科学备孕不是一个人的事:

成功受孕条件不可少;

卵巢排出正常的卵子;

精液正常并含有正常的精子;

卵子和精子能够在输卵管内相遇并结合成为受精卵;

受精卵被顺利地输送到子宫腔;

子宫内膜已充分准备，适合于受精卵着床。

就是月经。性生活时，子宫、阴道、宫颈、输卵管为精子到达输卵管伞端与卵子相遇的通道;受孕后，子宫是胎宝宝发育、成长的场所;分娩时，子宫收缩，使胎宝宝、胎盘娩出。

卵巢是女性的性腺，是位于子宫两侧的一对扁椭圆形器官，其主要作用是产生与排出卵子和分泌性激素。排卵大多发生在两次月经中间，在每一个月经周期里，可以同时有 3~11 个卵泡发育，但一般只有 1 个卵泡达到成熟程度，而其余卵泡先后退化，卵泡破裂而使成熟卵子从卵巢内排出。

女性生殖系统

　　女性内生殖器包括子宫、卵巢、输卵管和阴道;外生殖器包括大阴唇、小阴唇、阴道前庭、阴阜、阴蒂。

　　子宫位于盆腔中央，呈倒置的梨形。子宫为一空腔器官，它的内膜受卵巢激素的周期性影响而发生增厚、脱落的循环变化，

"

精子与卵子在输卵管里奇迹地会合后，形成一个受精卵，生命开始了。

"

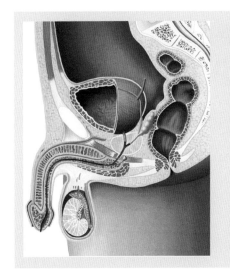

男性生殖系统

男性外生殖器包括阴茎和阴囊，睾丸和附睾都在阴囊内。睾丸是男性生殖腺，左右各一，呈卵圆形，由精索将其悬吊于阴囊内，是产生精子的器官，也是产生雄性激素的主要内分泌腺。阴茎由三条海绵体外包筋膜和皮肤构成，能够勃起，可以完成性交；尿道位于阴茎内，既有排尿功能，又有排精的功能。精囊腺位于输精管末端外侧和膀胱的后下方，其分泌液主要为精浆液，占精液的 70% 左右，对精子的存活有重要作用。精液由精子、精囊腺和前列腺分泌的液体组成，呈灰白色，正常男性一次射精 1.5~6 毫升，含精子 39×10^6/ 每份精液。

精卵相遇

女性在正常情况下每个月一般只有 1 个卵泡发育成熟，大约在月经中期卵子成熟排出。一个妇女一生约排出 400 个卵子，最多也不过 500 个卵子，存活时间为 12~24 小时。

正常的性生活后，男子一次射精排出数千万甚至高达 2 亿个左右精子，精子通过女性阴道、宫颈和子宫一直游到输卵管的远端——壶腹部，这些精子大部分在生殖道的酸性环境中失去活力而死亡。历尽艰难旅程，最强壮的那一颗精子才能找到卵子。

卵子排出后，要经过 8~14 厘米长的、狭窄的输卵管向子宫游动，它周围的营养细胞像一串串美丽的光环围绕着它。卵子精挑细选，最后打开心扉，只允许一颗精子进入心怀，两者融合成为一枚受精卵，这就是人类生命的开始。

受精卵的植入

受精卵是如何回到子宫的呢？这要归功于输卵管蠕动和输卵管管腔内表面纤毛的微微摆动。受精卵在输卵管内发育成桑葚样的胚胎，随后早期囊胚形成，受精后第 4 日早期囊胚进入宫腔，这个过程需要四五天。此时的子宫内膜环境适宜，营养丰富，囊胚慢慢植入子宫内膜。血液循环建立后，胚胎从子宫汲取营养，成功怀孕。

但这里面还有个非常重要的条件就是，子宫内环境必须适合受精卵着床和发育，它温暖而没有受到任何侵害。

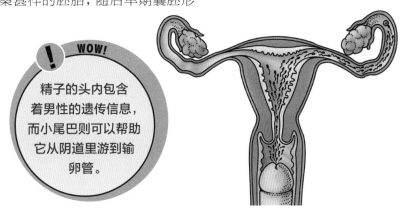

WOW!

精子的头内包含着男性的遗传信息，而小尾巴则可以帮助它从阴道里游到输卵管。

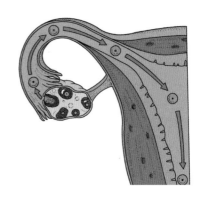

第87天
珍贵的"卵子小姐"

卵巢的主要功能除分泌女性必需的性激素外，就是产生卵子，它的直径为18~23毫米。

卵子在女性生命的最初便开始存在了。

排卵规律

女性通常每个月只能排一个卵子，左右两个卵巢通常是轮流排卵，少数情况下能同时排出2个或2个以上的卵子。卵子的存活时间为12~24小时，一般不超过48小时，受精能力保持12~24小时。若卵子排出后由于各种原因不能与精子相遇形成受精卵，便在48~72小时后自然死亡。等到1个月后另一个卵子成熟并被排出，重复同样的过程。如果同时有2个或更多的卵子，分别与精子相结合，就会出现双卵双胞胎和多卵多胞胎。

在排卵期间，女性体内激素水平的改变，使得子宫颈黏液变得多而稀薄，呈现蛋清样的透明状，女性会感觉私处滑润。此时的黏液，含有丰富的营养物质，能给精子提供能量，有利于精子继续上行。

卵子的成长

卵子很小，但它是人体最大的一种细胞。胚胎第8周时，原始生殖腺即分化成卵巢，至出生时卵巢中已有两百万个卵母细胞形成。胎儿期的卵泡不断闭锁，出生时约两百万个，儿童期多数卵泡退化，至青春期只剩下约三十万个。

卵母细胞是卵子的"前身"，卵母细胞包裹在原始卵泡中。经过卵巢分泌的性激素作用后，每个月有一个原始卵泡成熟，成熟的卵子再从卵巢排出，经过输卵管再到宫腔。通常情况下，女性一生成熟的卵子只有400~500个，其余的卵母细胞便自生自灭了。卵巢不排卵是女性不孕的重要原因之一。

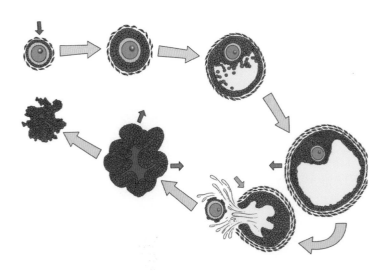

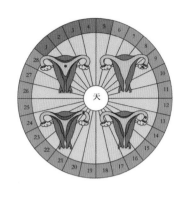

第86天
月经不调要重视

临床上 90% 以上的不孕患者都有不同程度的月经不调情况，而几乎所有的妇科疾病都会影响到月经的正常。

想要增加受孕概率，就要确保月经正常和规律，月经是衡量受孕难易程度的一个重要指标。

月经问题及时调整

月经问题包括月经先期、后期、先后无定期、过多、过少、经期延长、经间期出血、崩漏、闭经、痛经等，上述月经症状涉及多囊卵巢综合征、子宫内膜异位症、卵巢囊肿、子宫肌瘤等妇科疾病。

值得注意的是有些女性是月经来潮后又停止了 3 个月以上没有行经，则很可能是继发性闭经，这与内分泌有关，会导致卵巢早衰、多囊卵巢综合征等相关的卵巢疾病的发生。而这都有可能导致女性在婚后受孕困难。

原发性痛经生殖

WOW! 平日里大家所说的"见姨妈，知排卵"的观点是靠不住的，可以试试简单好操作的排卵试纸。

器官无器质性病变，而继发痛经的病因较为复杂，可能是宫颈狭窄、子宫发育不良、子宫内膜异位症、内分泌异常或是盆腔炎等引起的，这些症状都与女性的孕力息息相关。

月经与受孕

女性子宫在下丘脑 - 垂体 - 卵巢激素周期性变化的"指挥"下，子宫内膜发生周期性的改变，即增厚、血管增生、腺体生长分泌以及子宫内膜崩溃脱落，表现出来就是月经。月经血主要由血液和脱落的子宫内膜构成。

月经周期以月经来潮第一天为周期的开始，到下次月经来为止，21~36 天不等，平均约为 28 天。月经周期又以排卵日为分隔，分为排卵前的卵泡期与排卵后的黄体期。卵泡期长短不一，但黄体期固定为 14 天左右。正常的女性月经血量为 20~60 毫升，少于 20 毫升为月经过少，多于 80 毫升为月经过多。只有排卵正常的月经才具有受孕的能力。有些不孕症女性虽有月经，但没有排卵或排卵不正常，这可能是由于卵子本身未达成熟就退化了，或虽然已成熟但不能从卵巢排出，这两种情况下都提示卵巢排卵功能不正常，然而子宫内膜在激素的影响下仍然可以脱落出血，只是不能受孕。

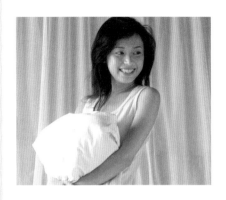

第85天
美满的性生活增加受孕率

英国的一项研究证明，性爱质量和生育能力有很大关系，即感情越好，性爱感受越强，怀孕概率越大，生育的孩子质量越高。

夫妻间有和谐的性生活，并能在静谧舒适的环境下进行，双方心情舒畅、情感深厚，此时孕育的宝宝一定是健康聪明的。

性功能与生育能力不是一回事

许多人将性功能与生育能力混为一谈，甚至认为，男人的性功能越强，其生育能力也越强，甚至还可能与生男生女有关。实际上，性功能的强弱只决定了男人主动参与性活动的积极性，及其在性活动过程中的表现，并不能替代生育能力。男人只要生殖器官发育良好，性心理健全，有正常的神经内分泌活动，必要的性知识和性技巧，就具备了正常性功能。男人的生育能力主要决定睾丸内精子数量及质量，当男人具有一定数量形态正常且活动能力良好的精子时，性功能正常，才具有了自然的生育能力。当然，性功能与生育能力密切相关，性功能是实现生育愿望的过程。至于生男生女，尽管受到某些内外因素的影响，基本上是完全的自然选择。

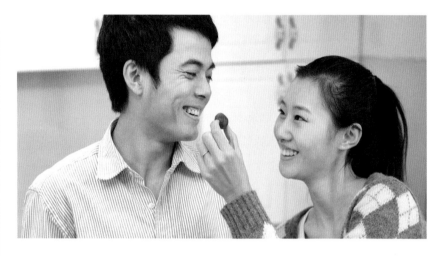

"情深婴美"的科学依据

在比较完美的性爱中，男性完全兴奋起来，射出的精子数会比平常多10%，而且精子活力也更好，精液中的营养物质和激素成分充足，更有利于精子游动，"赶"去与卵子结合。完美性爱可以使女性达到高潮，此状态下卵子的生命力强，女性体内激素分泌旺盛，宫颈黏液中碱性分泌物充足，子宫剧烈收缩，会使宫腔内形成一种负压，有助于把精子"吸入"子宫颈，进而增加怀孕的概率。

同时，女性高潮期间释放的催产素，还能帮助精子更顺利地与卵子结合。保持合理的性爱频率，尽可能确保女性在男性射精之后再到达高潮，这样精子在女性体内存活的时间会更长，受孕概率也会更高。

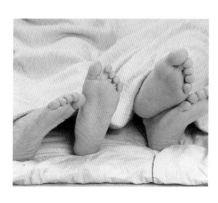

第84天
性生活不宜过于频繁

过于频繁的性生活会影响精液质量，精子密度会降低，数量减少，并且可能会产生抗精子抗体。

有些备孕夫妻认为在排卵期进行频繁的性生活，怀孕的概率就会增大，其实不然。

排卵期内易受孕

排卵期时女性的阴道分泌物突增，性感增强。卵子排出后一般只能存活一两天，若不受精，就会自动死亡，只有在排卵期进行性生活，才有怀孕可能。所以每个月经周期内在排卵前后两天内进行性生活易受孕，如果性生活次数过少，则易错过受孕时机。

要受精，还要保证一定的精子数量和质量。性生活次数过多，会导致精液量减少和精子密度降低，精子活动率和生存率显著下降，使精子在女性生殖道的行进能力、与卵子相会的"后劲"大大减弱，受孕的机会自然就大大降低了。

性生活后，虽有成千上万个精子留在阴道，但是，能经历从阴道→子宫颈→子宫腔→输卵

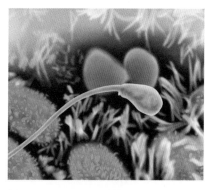

管这一长途跋涉的精子只是极少数。性生活过频，精子数量过少，再者，精子发育不成熟，无能力到达输卵管与卵子相遇，怀孕也就无从谈起。

! WOW!

一般来说，性生活以每周一两次为适中，备孕女性排卵期前后可适当增多。

对精子产生的抗体

性生活过频导致不孕的另一个原因是容易引起女方的免疫性不孕。这是因为妻子频繁反复接触丈夫的精子、精液，对某些能产生特异性免疫反应的女性来说，这些精子、精液是一种抗原物质，容易激发体内产生抗精子抗体。

性生活越频繁，女性吸收男性的精液越多，抗原激发抗体的程度就越强烈。这些抗体主要有两种：一种叫"凝集抗体"，一种叫"制动抗体"。

当精子遇到"凝集抗体"时，就会黏附堆积在一起，互相束缚而失去活动的能力，最后被女性生殖道黏膜所吸收。精子如果遇到"制动抗体"，则会使行动受阻，而且这种"制动抗体"还可使子宫及输卵管的收缩能力减弱，阻碍受精卵向子宫腔内移动。

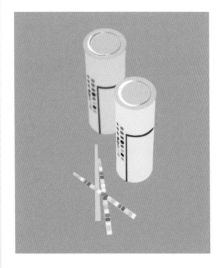

排卵的征兆：

精力充沛，更加性感

性欲高涨，情欲旺盛

白带增多，黏稠度小

体温升高，难以察觉

下腹微痛，为排卵痛

排卵出血，正常现象

抵抗下降，细菌入侵

肛门坠胀，侧下腹痛

乳房胀疼，持续很久

66

备孕夫妻不能孤注一掷等排卵日，毕竟排卵不是每个月都固定于某个日期。

99

第83天
多管齐下找准最易受孕那一天

有些夫妻备孕很久，却一直没有怀孕，其实这与性生活的时间不对也有很大关系。

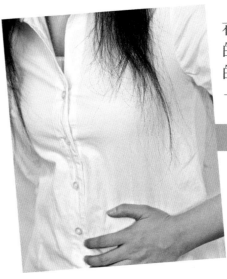

在计划怀孕时，掌握自己的准确排卵日是很重要的，多管齐下，找准"那一天"。

排卵期是有征兆的

白带变化：白带是由前庭大腺、子宫颈腺体、子宫内膜的分泌物和阴道黏膜的渗出液、脱落的阴道上皮细胞混合而成。正常的白带平时是没有味道的白色稀糊状液体，排卵期间黏液分泌量增加，黏液稀薄透明。

排卵痛：每个月经周期中，排卵期部分女性下腹部有时会隐隐作痛，甚至有些女性在卵子从卵巢中排出的瞬间，会感觉剧烈的疼痛，这被称为"排卵痛"。这种现象并不是所有的女性都会发生。

排卵期出血：排卵前后由于体内雌激素分泌量的波动，可能会引起少量子宫出血。

体温上升：体温在排卵后略有升高，如能坚持每天清晨测量基础体温，就能根据体温变化，寻找出排卵日期。

乳房胀或疼：另有不少女性在排卵期会出现乳房胀或乳头痛，有时简直不能触碰乳头，乳房的表现也可能一直持续到下次月经来潮前夕。

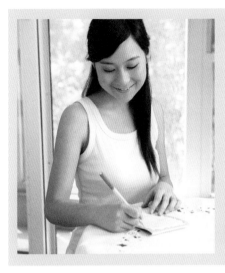

计算排卵期

这种计算方法，一般是针对月经周期很有规律的女性。这种计算方法可以大致算出排卵的日子，而在那几天里备孕夫妻可以有计划地同房。

计算方法以月经周期为28天为例来算，这次月经来潮的第1天在6月29日，那么下次月经来潮是在7月27日，再从7月27日减去14天，则7月13日就是排卵日。排卵日及其前5天和后4天，也就是7月8~17日这10天为排卵期。

对于月经不规律的女性，排卵期计算公式为：

排卵期第一天＝最短一次月经周期天数－18天

排卵期最后一天＝最长一次月经周期天数－11天

基础体温测量法

对于正常妇女来说，基础体温会伴随着月经周期呈现出周期性变化。当女性体内进行排卵时，也正是基础体温上升的过程。当基础体温上升4天左右，可以肯定已经排卵。在基础体温处于上升前后的两三日是排卵期，也称"易孕期"。这个时候女性通过每天的测量可以知道，体温升高幅度一般为0.3℃~0.5℃。

宫颈黏液观察法

细心一点的女性通常可以发现，在月经干净之后会感觉有一个阴部的"干燥期"，过了几天就变成了"湿润期"。会出现这种感觉，是因为阴道的宫颈黏液所产生的阴部湿润感。湿润期过后，又是新一轮的经期，这个也是可以鉴定排卵期的方法之一。

排卵试纸

排卵试纸是通过检测黄体生成激素（LH）的峰值水平，来预知是否排卵。可用于定性检测人体尿液中黄体生成素（LH），从而确定排卵时间及妇女月经周期中的"安全期"，达到选择受孕最佳时机或使用"安全期"避孕的目的，是女性排卵期的体外检测及辅助诊断。

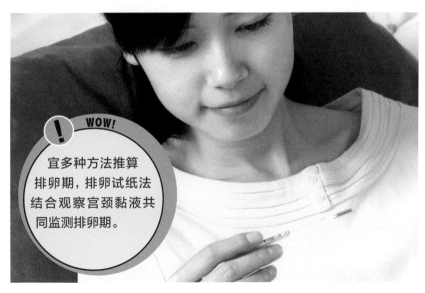

！ WOW！

宜多种方法推算排卵期，排卵试纸法结合观察宫颈黏液共同监测排卵期。

第82天
消除对事业的担心

各位在职场中奋斗的姐妹如何既兼顾工作，又能调理好身体迎来"好孕"呢？

备孕二胎的职场女性：

要做好个人规划；

做好心理准备及物质准备；

既要考虑目前的工作状况，更要考虑自身健康、精力以及家庭等因素。

> ❝
> 职场女性的烦躁、焦虑、懊恼会在不知不觉中影响你的孕力。
> ❞

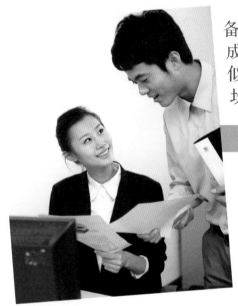

备孕对于职场女性来说成了一件困难的事儿，似乎是职业生涯的一道坎，其实也不然。

了，因为孕中期之后你隆起的腹部会给你带来不便。

如果年龄不大，可以考虑等过了职位晋升的关键时期再要宝宝，毕竟妈妈收入的提高对宝宝今后的生活有帮助。但如果已经过了最佳生育年龄，就要慎重考虑了。女性的最佳生育年龄为 24~30 岁。女性过度晚育，不仅会增加怀孕难度，还有可能增加患卵巢癌、子宫内膜异位症以及乳腺癌等妇科疾病的风险，而且易对胎宝宝产生不利影响。

生宝宝与升职并不冲突

有些职场女性婚后总是面临两难的选择，要宝宝还是要工作。其实这两者之间并不存在必然矛盾。因为即使在怀孕期间，你也可以继续工作，只要注意将工作强度调整到恰当的程度，注意工作时间不要太长就好。如果是经常出差的工作就要三思而行

法律对孕产妈妈的保护

《中华人民共和国妇女权益保障法》有如下规定：

第四章 劳动和社会保障权益。

第二十二条 国家保障妇女享有与男子平等的劳动权利和社会保障权利。

第二十三条 各单位在录用职工时，除不适合妇女的工种或者岗位外，不得以性别为由拒绝录用妇女或者提高对妇女的录用标准。

各单位在录用女职工时，应当依法与其签订劳动（聘用）合同或者服务协议，劳动（聘用）合同或者服务协议中不得规定限制女职工结婚、生育的内容。

第二十六条 任何单位均应根据妇女的特点，依法保护妇女在工作和劳动时的安全和健康，不得安排不适合妇女从事的工作和劳动。

《中华人民共和国劳动法》有这样的规定：

第六十一条 不得安排女职工在怀孕期间从事国家规定的第三级体力劳动强度的劳动和孕期禁忌从事的劳动。对怀孕 7 个月以上的女职工，不得安排其延长工作时间和夜班劳动。

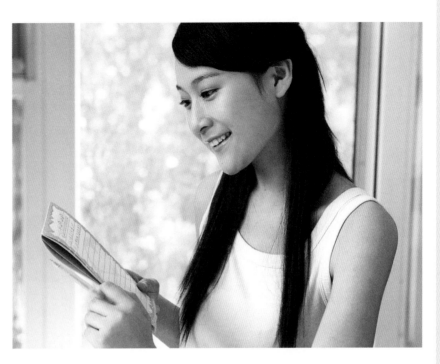

第六十二条 女职工生育享受不少于 128 天的产假。

第六十三条 不得安排女职工在哺乳未满 1 周岁的婴儿期间从事国家规定的第三级体力劳动强度的劳动和哺乳期禁忌从事的其他劳动，不得安排其延长工作间和夜班劳动。

除了国家统一规定的产假外，各地一般都规定了奖励产假，各地奖励产假的期限也有所不同。比如，有的地方女方晚育加 15 天，剖宫产加 15 天，每多一胎加 15 天，男方晚育加 15 天。因此，想要生宝宝的职场女性要清楚地了解自己拥有的权利，保护自己的合法权益，这样既能开心地工作，又能孕育一个健康的宝宝，岂不两全其美。

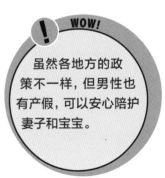

! WOW!

虽然各地方的政策不一样，但男性也有产假，可以安心陪护妻子和宝宝。

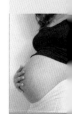

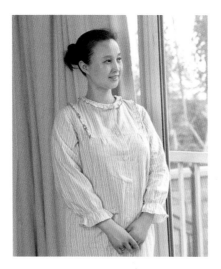

关于怀孕年龄：

有研究表明，35 岁以上的产妇，自然流产率会比 25~29 岁的孕妇高 3 倍。

35 岁怀孕，胎儿患唐氏综合征的发生概率为 1/350，

而到了 48 岁，唐氏综合征发生率变为 1/10。

选择在适宜的年龄怀孕的女性，在孕期、分娩、坐月子、哺乳期的身体优势都十分明显。

第 81 天
抓住怀孕的最佳时机

男性和女性最佳的孕育年龄是有一定规律的，应该选择合适的时机。

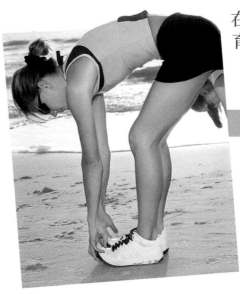

在身体最强壮的时期抚育孩子，是最适宜的。

收缩力最好，最利于生出健康的宝宝，而且产后身体容易恢复。

女性年龄与卵子质量成反比

卵子的质量与女性年龄有很大关系。随着女性年龄增长，其卵子的年龄也在增长。卵子质量下降，是许多高龄女性发生不孕和流产的主要原因。年龄超过 35 岁的女性，卵母细胞分裂过程中有可能发生细胞分裂错误，从而导致染色体异常。

老化的卵子表面覆盖的透明带比正常卵子要厚，会阻挡精子进入，导致受精机会下降。

最理想的孕育年龄

30~36 岁是备育男性的最佳生育年龄。这个年龄段的男性激素分泌旺盛，生育能力处于最佳状态，精子质量高。备孕女性年龄最好在 23~30 岁，处于这个年龄段的女性，身体已完全发育成熟，生育能力也处于最佳状态，卵子质量最高，产道弹性、子宫

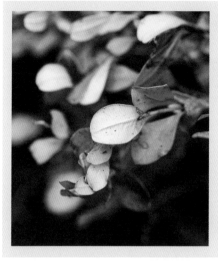

最佳受孕季节

胚胎发育的前3个月是胎宝宝的大脑组织开始形成和分化的时期，这时胎宝宝对多种因素极为敏感，需要充足的营养供应和安全的母体环境。因此，选择最佳受孕季节，有助于胎宝宝获得最好的大脑发育条件。

经研究发现，精子在秋季活动能力最强，而且夏去秋来的时候气候舒适，这个时期受孕，胎宝宝较少受到病毒感染。避开了天气最炎热的季节，备孕女性的休息、营养都比较充分，均有利于受孕。在怀孕初期40~60天发生妊娠反应时，正好处在9月或10月，这时孕妈妈大多胃口差，爱挑食，但此时蔬菜、瓜果品种繁多，可以调节并增进食欲，保障胎宝宝的营养需求。

最佳受孕时间

人体的生理现象和机能状态在一天24小时内是不断变化的。早上7-12点，人体机能状态呈上升趋势。中午1-2点，是白天人体机能最低时刻。下午5点再度上升，晚上11点后又急剧下降。一般来说，晚上9-10点是受孕的最佳时刻。

良好的居室环境能助孕

环境是一切的基础，为了未来宝宝的健康，营造一个最佳受孕环境是非常有必要的。居室应保持清洁安静、阳光充足。24℃~26℃是最适宜的温度，经常给房间通风换气，使室内的二氧化碳及时排出，补充进来新鲜的空气。杂乱的居室、噪声的干扰、无隔离的设施等，都会严重影响性生活的质量和数量。

温馨整洁的居室，赏心悦目的床上用品，充满爱意的眼神，轻柔的触摸，这些都会通过感官传入大脑，激发和加强性欲，增加性爱的美满度，促进性高潮的到来。良好的居室环境，是保证夫妻双方性生活美满的重要条件之一。有的夫妻因条件所限，居住环境拥挤，影响性生活质量。长此以往，自然影响生育。

! WOW!

一天之中哪个时间最好，哪个季节最适宜受孕，这里仅是给出参考，不可盲目教条，不要忽视了主要矛盾。

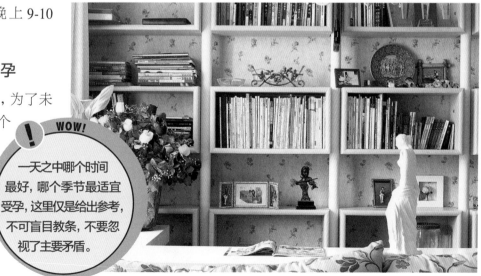

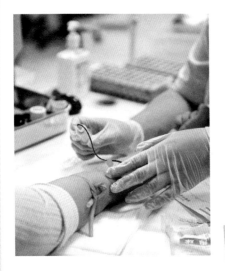

第 80 天
备孕女性的孕前检查

女性在准备怀孕时，首先要去做个孕前检查，排除不利因素，避免缺陷宝宝的出生。

孕前检查注意事项：

检查前一天晚上 24 点后要禁止进食，禁止喝水；

避开月经期，选择月经停止后 3~7 天进行孕前检查比较好；

在进行孕前检查的 3 天内不要有性生活；

检查前 3~5 天饮食清淡，不要吃猪肝、猪血等食物。

你的身体可能存在着某些疾病，虽然只是一些普通的疾病，怀孕却可能会加重你原本的病情，并且影响你在孕期的健康和胎儿的正常生长发育。

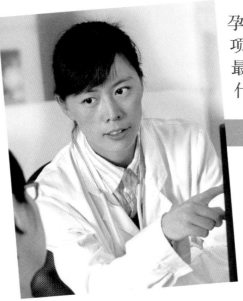

孕前检查都要检查哪些项目？什么时候去检查最合适？检查时应注意什么？

孕前检查最好在孕前 3~6 个月进行，一旦发现问题，有时间进行干预和治疗，并能留出时间来补充叶酸，调整饮食和接种疫苗。

提前半年做孕前检查

怀孕前，夫妻双方应该做一次全面的身体检查，具体包括体重检查、血压测量、心电图检查、传染病检查、血常规化验、尿常规化验、肝功能检查、男（女）性生殖器检查、染色体检查等，以了解备孕夫妻双方的身体是否具有怀孕的条件。

普通体检不能代替孕前检查

孕前检查主要是针对生殖器官以及与之相关的免疫系统、遗传病史等检查。这些检查可以有效指导夫妻备孕，也可以对孕期的风险进行预估。例如有的备孕女性可能患有糖尿病，医生会在了解病情后会建议是否可以怀孕或者是否需要调整治疗药物等。

备孕女性必检项目

检查项目	检查内容	检查目的	检查方法	检查对象	检查时间
生殖系统	通过白带常规筛查滴虫、霉菌、支原体感染、衣原体感染、阴道炎症以及淋病、梅毒等性传播疾病	是否有妇科疾病，如患有性传播疾病。最好先彻底治疗，然后再怀孕，否则会引起流产、早产等危险	普通的阴道分泌物检查	所有育龄女性	孕前
优生四项（TORCH）	风疹、弓形虫、巨细胞病毒和单纯疱疹病毒4项	是否感染上病毒及弓形体，一旦感染，特别是怀孕后的前3个月，会引起流产和胎宝宝畸形	静脉抽血	所有育龄女性	孕前3个月
肝功能	肝功能检查目前有大小功能两种，大肝功能除了乙肝全套外，还包括血糖、胆汁酸等项目	如果母亲是肝炎患者，怀孕后会造成胎宝宝早产等后果，肝炎病毒还可直接传播给胎宝宝	静脉抽血	所有育龄女性	孕前3个月
尿常规	尿色、酸碱度、蛋白质细胞、比重、管型、尿糖定性	有助于肾脏疾患的早期诊断，10个月的孕期对母亲的肾脏系统是一个巨大的考验，身体的代谢加快，会使肾脏的负担加重	尿液	所有育龄女性	孕前3个月
口腔检查	如果牙齿没有其他问题，只需洁牙就可以了，如果牙齿损坏严重，就必须提前治疗	如果孕期牙痛，考虑到用药对胎宝宝的影响，治疗很棘手，所以要提前检查，尽早治疗	牙科检查	根据需要进行检查	孕前6个月
妇科内分泌	包括卵泡雌激素、促黄体生成素等激素六项	月经不调等卵巢疾病的诊断	静脉抽血	月经不调、不孕女性	孕前
染色体异常	染色体异常	避免婴儿发生遗传性疾病	静脉抽血	有遗传病家族史的育龄女性	孕前3个月
血常规	血色素、白细胞、血小板	排除血液问题及贫血、感染	静脉抽血	所有育龄女性	孕前
心电图	心脏情况	排除先天性心脏病等	心电图	所有育龄女性	孕前

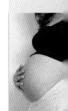

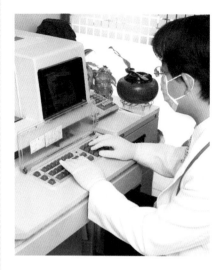

第 79 天
特殊情况早做安排

尽管备孕、怀孕对大多数工作的影响不是很大，然而有些工作岗位对怀孕还是有影响的，备孕女性应当远离这些特殊岗位。

胎宝宝"害怕"这些物质：

抗生素

病毒

苯胺代谢产物

激素

催眠镇静剂

氮氧化物

甲醛

麻醉剂气体

汽油

"

长时间在计算机前工作的女性，最好选用辐射强度稍小的液晶显示屏，并穿防辐射的衣服。

"

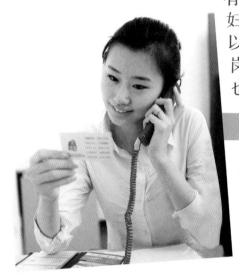

有些工作岗位会影响孕妇和胎儿健康，如果可以，尽量调换一下工作岗位，工作身体两不误，也有利于顺利怀孕。

特殊岗位早做调整

某些特殊工种：经常接触铅、镉、汞等金属，会增加妊娠期流产的可能性，其中甲基汞可致畸胎，铅可引起婴儿智力低下；二硫化碳、二甲苯、苯、汽油等有机物，可使流产率增高。

高温作业、振动作业和噪音过大的工种：研究表明，工作环境温度过高，或振动甚剧，或噪音过大，均可对胎儿的生长发育造成不良影响。

接触电离辐射的工种：电离辐射对胎儿来说是看不见的凶手，可严重损害胎儿，甚至会造成畸胎。

医务工作者，尤其是某些科室的临床医生、护士：最好加强自我保健，严防病毒危害。

密切接触化学农药的工种：农业生产离不开农药，而许多农药已证实可危害孕妇及胎儿健康。

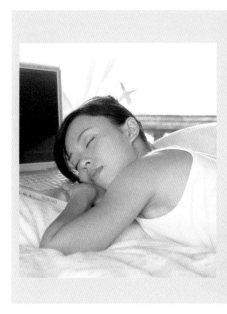

尽量减少出差和避免熬夜

很多女性从事如广告策划、新闻记者、销售、金融等职业，会经常加班熬夜或各地奔波出差：一来体力消耗，使孕力削弱；二来睡眠不足，既降低了免疫力，还可累及激素的分泌和卵子的质量，成为受孕的一大绊脚石。所以备孕中的女性要调整作息，尽量减少或避免加班熬夜，劳逸结合，睡好觉，保存充足的孕力。

经常熬夜会扰乱身体的正常运行规律，也会不同程度地影响激素的分泌，从而危害健康。有关专家对长期熬夜的人和坚持早睡早起的人进行对照研究，发现经常熬夜的人长期处于应激状态，一昼夜体内各种激素的分泌量较早睡早起的人平均高 50%，尤其是过多地分泌肾上腺素和去甲肾上腺素，使血管收缩较早睡早起的人高 50%。

孕前接种疫苗

为了预防孕妈妈在怀孕期间感染某些疾病，而对胎宝宝产生不利的影响，根据身体情况提前接种疫苗，以免在怀孕期间造成麻烦。

有一些疫苗在体内产生抗体需要的时间比较长，一旦怀孕后，就不应该再接种疫苗，以免胎宝宝发生感染。风疹疫苗就是需要提前接种的一种。说起风疹疫苗可能很多人不熟悉，但是如果说先天性心脏病，相信所有人都不会陌生。先天性心脏病的发生虽然有多种因素，但风疹病毒感染可致先天性

风疹综合征，主要表现为眼、心血管系统、中枢神经系统的症状。风疹疫苗就应在怀孕前 3 个月接种。

乙肝病毒可通过胎盘屏障，直接感染胎宝宝，使胎宝宝一出生就成为一名乙肝病毒携带者。乙肝疫苗需要按照 3 针的程序接种，所以需要提前接种再怀孕。还有流感疫苗，也是需要提前接种的。

WOW! 建议孕前接种乙肝疫苗、甲肝疫苗、风疹疫苗、水痘疫苗、流感疫苗。

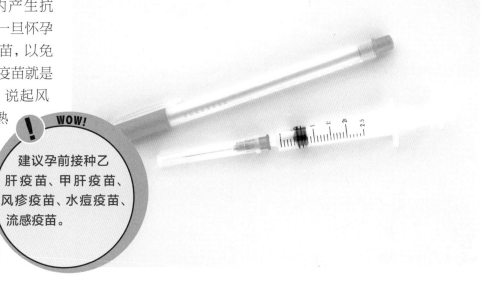

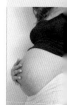

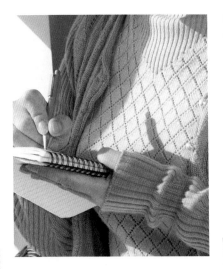

第78天
备孕时间长短因事而异

怀孕这件事，本来就是"天时地利人和"共同作用的结果。有些时候不是怀孕的好时机，备孕时间可能要稍微长一点。

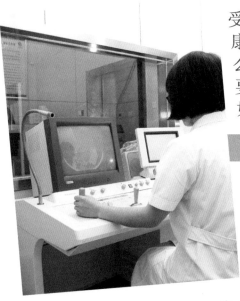

备孕期间应该记录的一些数据：

最后一次接受X线照射的时间；

月经周期及情况；

服用过哪些药物和剂量；

排卵时间；

连续一个月的体温。

受孕的时间跟宝宝的健康是有关系的，所以什么时候怀孕也是非常重要的，有些受孕时间最好能够避开。

孕前一段时间内不宜接受X射线照射。

> 恰到好处的身体调理，能为宝宝的体质打下良好的基础，而且孕前准备期间也是女性身体全面休整的大好时机。

接受X射线照射，不宜立即怀孕

X射线是一种波长很短的电磁波，它能透过人体组织，使体液和组织细胞产生物理与生物化学改变，可能引起不同程度的损伤。X射线每次对人体照射的量虽然很小，但很容易损伤人体内的生殖细胞和染色体。因此，怀

如果不小心已经接受了X射线透视，尤其是腹部透视，过3个月后怀孕较为安全，最短也需要1个月。如果某月的月经较预定时间来得晚，有可能已怀孕，而又有必要进行X射线检查，此时一定要告诉医生有可能怀孕和自己有怀孕打算。医生会告诉你可否进行X射线检查。必须要做X射线检查时，要屏蔽腹部。除了备孕女性和孕妈妈之外，育龄女性在月经前和月经期也不宜做X射线检查，最好在月经后10天内进行。

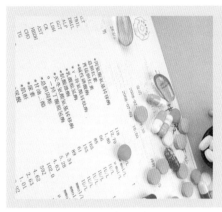

流产、宫外孕半年内不宜怀孕

人工流产手术，主要是通过负压吸引或刮去妊娠物。女性的子宫内膜会受到一定程度的损伤，要使内膜恢复正常，需要有一个过程。一般流产后3~6个月时间，才可尝试受孕。

如果是反复自然流产，应该查清原因后再考虑怀孕。患过宫外孕的女性，其输卵管常常不是完全畅通的，在宫外孕治愈后不久就匆匆怀孕，是很危险的，极有可能再次发生宫外孕。

葡萄胎手术后 2 年才能怀孕

葡萄胎是指胎盘绒毛基质微血管消失，绒毛基质积液形成大小不等的泡，形似葡萄。葡萄胎被清除后，并不一定是完全治愈，原已隐蔽在静脉丛中的滋养层细胞经过一段时间后可重新活跃，甚至发生恶性变化。因此，对葡萄胎手术后的患者，应定期随访，对早期发现的恶变及时进行治疗，争取较好的治疗效果有着极为重要的意义。

随访期间应可靠避孕一年，HGC 成对数下降后 6 个月可以怀孕，但对 HGC 下降缓慢者应延长避孕时间。

长期服药者不宜怀孕

有些女性因身体原因，需长期服用某种药物，如激素、抗生素、止吐药、抗精神病药物等，这些药物会不同程度地对生殖细胞产生一定影响。卵子从初期卵细胞到成熟卵子约需 14 天，此期间卵子最易受药物的影响。因此，长期服药后不要急于怀孕。长期服用药物的女性在计划怀孕时，最好请妇科医师指导，以便确定怀孕时间。

短期避孕药停药期当月即可怀孕。其他避孕药要根据具体情况咨询医生后再怀孕。

> **! WOW!**
> 需要特别强调的是，备孕夫妻不能把紧急避孕药当成常规的避孕药反复、经常地使用。

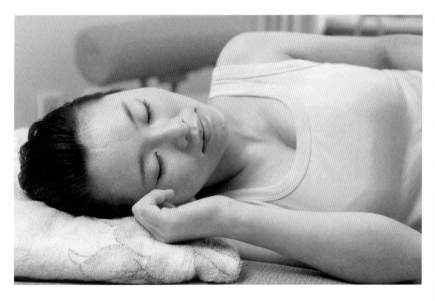

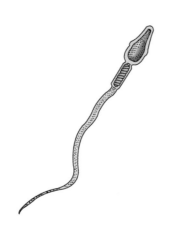

第 77 天
查查精子活力

不孕、胚胎停育或自然流产的情况，原因不一定在女方，男方有无精症、少弱精症或者畸形精子症，也会导致上述情况发生。

现在环境的改变及生活、事业压力的加大，使有些男性的精子质量大幅度下降。育前检查比较方便，花费也不高。

精液检查查些啥

精液颜色：正常精液为灰色或乳白色。淡黄色见于排精时间间隔长者。棕红色见于精囊炎症、精囊肿瘤、前列腺炎症。

精液气味：类似角豆树或栗树花的特殊腥味，有难闻的气味表明可能有感染。

液化：正常精液刚射出时呈稠厚的胶冻状，并于 60 分钟内液化，一般 15 分钟内完成，化为稀薄的液体。反之则不正常。

精液量：正常为 2~6 毫升，少于1 毫升或多于 8 毫升均为异常。

酸碱度：正常 pH 值为 7.2~8.0。

白细胞：增多表明生殖道或副性腺存在感染，比如前列腺炎。

精子形态：精子的畸形率超过20%，生育力可能会受到影响。

存活率：精子死亡率超过 50%，存活率的参考下限 58%，都会引起不育。

备育男性必检项目

精液检查：通过检查精液，可以检测精子活力、是否少精或弱精、畸形率、死亡率，是否有前列腺炎等。一般情况下，这项检查并不是必须要做的，有正常不避孕的性生活 1 年以上未怀孕的，一般要进行这项检查。

泌尿生殖系统检查：男性泌尿生殖系统的疾病对下一代的健康影响极大。

全身检查：血压、血脂、肝功能等也需要检查，以了解基础健康状况。

家族病史询问：医生会详细询问体检者和家人以往的健康状况，重点询问精神病、遗传病等，必要时要检查染色体、血型等。

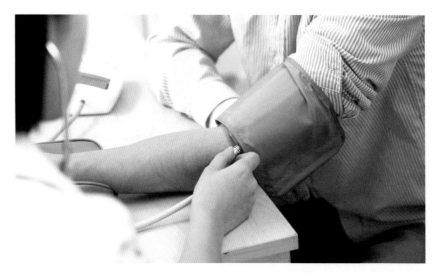

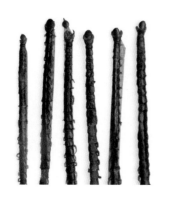

第76天
不要轻易触碰的中药

中药相对于西药来说，副作用要小得多，而且中药用药时也要比西药安全得多，虽然如此，也有一些中药是不适合备孕夫妻吃的。

是药三分毒，中药的使用也要在医生的指导下进行，那些隐藏的药性不可忽略。

绝对禁忌使用的中药

禁忌级别：★★★★★

巴豆、牵牛子、斑蝥、铅粉、水蛭、大戟、麝香、土牛膝、商陆、蜈蚣等。这些中药的药性多为大毒大热。药物本身具有的毒性可能造成胎儿畸形，甚至流产，因此应绝对禁止内服。

尽可能避免使用的中药

禁忌级别：★★★★

附子、乌头、生大黄、芒硝、甘遂、芫花、三棱、生南星、凌霄花、刘寄奴、马鞭草、皂角刺、生五灵脂、穿山甲、射干、雄黄、硼砂等。这些具有大热、活血化瘀药性的中药会使体内血液循环加快，芳香走窜、滑利攻下药性的中药可兴奋子宫，它们都会造成子宫收缩，使胚胎着床不稳，甚至发生流产、早产。

避免单独使用的中药

禁忌级别：★★★

当归尾、红花、桃仁、蒲黄、苏木、郁金、枳实、槟榔、厚朴、川椒、葶苈子、牛黄、木通、滑石等。这些药物同样具有活血化瘀、芳香走窜的性质，但其药性弱于"尽可能避免使用的药物"，因此可与其他中药配合使用。

不可乱用的中药

禁忌级别：★★

人参、桂圆、党参、黄芪等。这类甘温性质的补品极易助火，动胎动血。对于阴虚内热的孕妈妈来说，无异于火上加油，很可能造成漏红、小腹坠胀等先兆流产或是早产症状；若扰动胎儿，还可危及生命。体质平和的孕妈妈吃过量补品，也可能引起内分泌系统失调，影响胚胎正常的发育成熟。

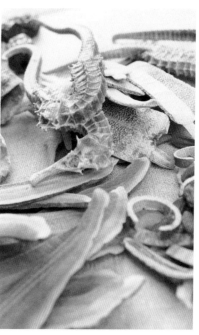

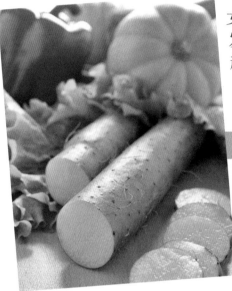

第75天
备孕女性率先行动起来

母亲身体健康才有可能孕育出健康的宝宝，备孕女性要及早做好孕前调理、子宫保健，这样才能提高受孕机会。

备孕成功经验分享：

做一张排卵周期表；

关注饮食健康，选择新鲜水果蔬菜；

管理体重和血压；

充分休息和睡眠；

学会给自己减压；

远离电子产品的辐射。

女性的身体越健康，卵子发生染色体变异的概率越低，也更容易怀孕。

好在停药后6个月再怀孕，因为避孕药有抑制排卵的作用，并会干扰子宫内膜生长发育。还有很多女性采用的是宫内节育器避孕，则要提前3个月将环取出。

> 阴道炎对怀孕是有一定影响的，备孕女性如有阴道炎，应治愈后再受孕。

改变避孕方法

在计划要宝宝之前，避孕是每对夫妻都要做的事情，但并不是每种避孕方法停止后都可立即怀孕。避孕药因其方便、可靠，为很多女性所接受。虽然根据最新研究表明，短期服用短效避孕药的女性可以在停药当月怀孕，但是服用长效口服药的女性则最

私处卫生不可忽略

清洗外阴，一般只要用清水就可以了，如有外阴瘙痒，需及时到医院就医。内裤要穿纯棉质地的，勤洗勤晒，必要时用开水烫洗；卫生巾、卫生护垫在非月经期尽量少用。性生活之前，双方都要清洗干净，事后最好也要清洗。

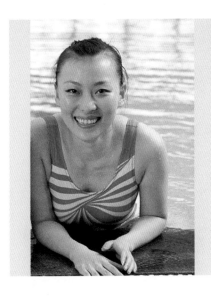

提高女性性功能的运动

游泳：蛙泳、蝶泳最适合女性，可以有效预防子宫脱垂、直肠下垂、膀胱下垂等疾病，还能增强腹部肌肉，提升女性性快感。

骑自行车：可以锻炼女性的腿部关节和肌肉，对踝关节也有很好的锻炼效果，让女性的体形更完美、紧致。

散步：坚持每天散步30分钟以上，有利于减肥和保持体形，也能提升女性的性欲望。

臀部按压：坐在椅子上，将双手放在骨盆两侧，帮助臀部用力向下压坐垫，同时用后背挤压椅背。重复3次，然后将臀部向左右移动。当骨盆能够胜任灵活运动时，能更轻松地享受性爱。

改善阴道松弛的简单训练法

备孕女性可以通过一些简单实用的锻炼方法，改善阴道松弛的情况，提高性爱质量。

缩肛运动：主动收缩肛门，一提一松，算是一次，晚上临睡前和早晨起床时，坐车、行走、劳动时都可以做。缩肛运动锻炼了耻骨尾骨肌，可以增强女性对性生活的感受，使其更容易获得性高潮。

屏住小便：在小便的过程中，有意识地屏住小便几秒钟，稍停后再继续排尿。经过一段时间的锻炼后，可以提高阴道周围肌肉的张力。要注意，屏住小便的时间不宜长。

缩阴运动：仰卧，放松身体，将一个戴有无菌指套的手指轻轻插入阴道，然后收缩阴道并夹紧，持续3秒钟后放松，重复几次。时间可以逐渐加长。

其他运动：走路时，有意识地要绷紧大腿内侧和会阴部肌肉，反复练习。

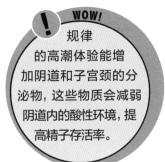

WOW!
规律的高潮体验能增加阴道和子宫颈的分泌物，这些物质会减弱阴道内的酸性环境，提高精子存活率。

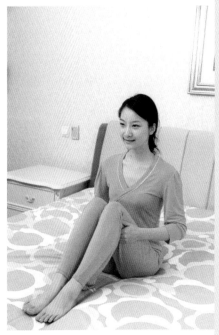

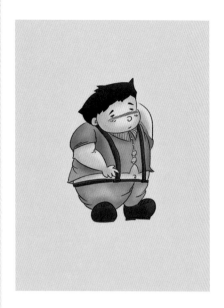

第74天
胖瘦适宜轻松孕育

大量的研究显示，肥胖可以造成生殖激素失调，加之肥胖导致的代谢紊乱，对男女的生育力都有很大影响。

脂肪过多、过少、突增、突减，都能深刻影响身体内环境的平衡。

孕前减肥意义大

如果女性脂肪过多，会引起内分泌和脂肪代谢紊乱，使激素比例失调，出现卵巢功能失调，从而出现排卵问题，最终导致怀孕概率降低。一般认为，女性体重指数在 20~25 是标准体重，生殖能力也最旺盛。

肥胖女性发生无排卵月经、月经稀少、闭经的比例远高于正常女性，而且卵子质量降低。如果男方也肥胖，那么生育会更加困难，正所谓"腰围越大，精子质量越差"。

肥胖女性孕期出现妊娠糖尿病、妊娠高血压、脂肪肝、流产等问题的比例也比正常女性高。

生产时，肥胖女性更有可能发生难产。另外，妈妈孕前或者是孕期肥胖，胎儿出生缺陷的风险明显增加，并且孩子一生中发生肥胖、糖尿病、心血管疾病的风险也明显提高。

备孕女性要制定减肥目标，循序渐进慢慢减，控制在每月减一两千克。减得太快可能是吃得太少或者运动量太大，而且暴瘦损害健康、反弹率高。

太过骨感影响受孕

很多女性已经很瘦了，却成天嚷嚷着要减肥。过瘦，是孕育路上很大的障碍。有专家将人体脂肪称为"性脂肪"，意思是说，女性体内如果没有足够的脂肪，就会影响体内激素的分泌，影响生殖系统的功能，影响性欲。如果长期过于消瘦，将来即使增肥，生育能力也会受到影响。

健康专家表示，"青春期女孩如果身高 1.6 米，她的体重必须至少45 千克，将来才能生育，同样身高的成熟女性体重必须超过 50千克，才能不断排卵。"

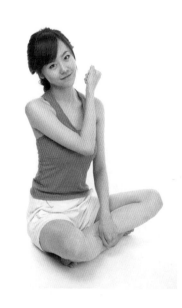

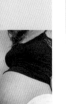

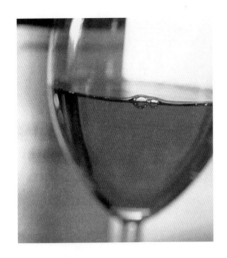

第73天
戒烟戒酒老生常谈

吸烟喝酒除诱发多种疾病之外，对性功能的影响，也逐渐地被科学界所重视。科学研究发现，吸烟和饮酒均会影响精子质量，从而对宝宝的智力及身体健康产生不利影响，或有致畸作用。

备孕夫妻双方都要重视这个问题，知道危害却不下决心改掉，会产生不良后果。

二手香烟的危害

香烟中含有大量烟碱和尼古丁，进入人体后会造成全身血管病变，卵巢以及子宫血管也会因此受累。长期吸烟会伤害女性生殖系统，影响卵巢功能，导致内分泌失调而引发不孕，另外还能使女性绝经期提前两三年，倘若在怀孕期吸烟还容易引发流产、宫外孕、低体重儿、唇腭裂等。因此，有吸烟史且准备怀孕（或已怀了孕）的女性要在医生的指导下制订戒烟计划，以避免流产。

吸烟还会影响男人的生殖能力，会引起男性的勃起障碍，每天抽一两包香烟的男性，精子可能会畸形，其游动的速度也可能比非吸烟者慢很多。

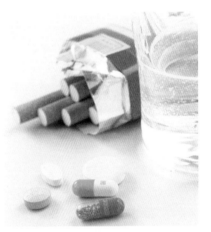

双方都要限制酒精摄入

酒的主要成分是乙醇，乙醇在人体中代谢的时间较长，加之受乙醇毒害的卵子也很难迅速恢复健康，因此可使生殖细胞受到伤害，使受精卵不健全，所以，专家建议女性受孕前不要饮酒，在受孕前半年戒酒最好。

男性饮酒可影响精子的生成和精液的质量，可使精子发育不全或游动能力差，使胎宝宝发育不全。

戒烟戒酒其实也没有那么难，只是需要制定一下计划，把戒烟戒酒提到日程上来，双方互相监督和鼓励，没有必要弄得特别紧张。

另外，还应戒掉咖啡和可乐，碳酸饮料。注意营养的补充，平时饮食多吃一些水果蔬菜，还要经常食用一些深海鱼虾、牡蛎、大豆、瘦肉、鸡蛋等，可以补充蛋白质。

WOW!
吸烟者中正常精子数减少10%，精子畸变率有所增加，吸烟时间越长，畸形精子越多，精子活力越低。

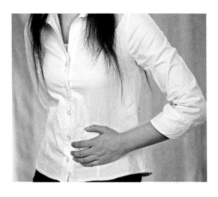

第72天
胎宝宝喜欢温暖干净的子宫

先天与后天的诸多原因造成了女性宫寒的症状，女性体质生来较弱，需要多加保养，一旦粗心大意就会造成严重的后果。

宫寒，是指女性的肾阳不足，胞宫失于温煦所出现的一系列症候。宫寒的女性较不易受孕。

调理宫寒的方法

快步走：这是最简便的办法，尤其是在鹅卵石路上行走，能刺激足底的经络和穴位，可以疏通经脉、调畅气血、改善血液循环，使全身温暖。

饮食调理：即使在夏季，女性也不要吃过多的冷饮、寒性瓜果等，平时应该多吃一些补气暖身的食物，如核桃、红枣、花生等。

经期调理：月经期间用红糖、艾叶煮水喝，可暖宫、散寒、祛瘀。也可在月经前3天每天喝红糖水，以增加排经量。

用中药泡脚：艾叶、肉桂、花椒煮水，用以浸泡双脚，具有温肾散寒、温经通络之功。

艾条温灸：一般选取2个穴位，肚脐正中直下1.5寸处的气海穴，肚脐正中直下3寸处的关元穴。用艾条每天熏灸30分钟。

宫寒的症状

宫寒是指子宫及其相关生殖系统的功能呈一种严重低下的状态。女性一旦患上宫寒，对外表现出来的症状，主要包括月经异常、体虚发胖、下腹坠胀疼痛等，而这些问题也正是影响怀孕的主要原因，所以，女性在准备怀孕前先调理子宫环境是很有必要的。

临床常用于治疗宫寒的中成药有艾附暖宫丸、金匮肾气丸、调经促孕丸、天紫红女金胶囊、鹿胎膏等。在日常生活中，有宫寒的女性不要老吹空调，慎吃生冷的食物，也不要用冷水洗头洗澡；平时可以多吃些温补的食物，如龙眼、荔枝、羊肉等；还可以通过其他办法调理。

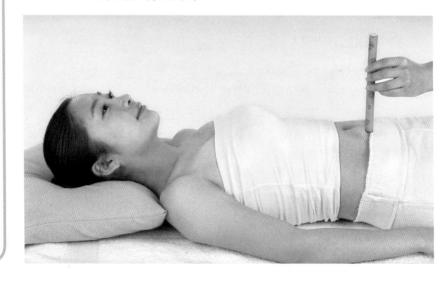

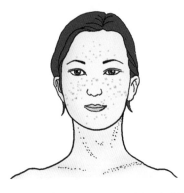

第71天
体质影响受孕

有些体质的女性因为先天条件的关系，在受孕上会增加困难度，在准备怀孕前必须先调养好身体。

先天或者是后天环境造就了不易受孕的体质，要特别重视起来。

肾虚：月经失调

女性周期不定，排卵期不知道如何算起，受孕困难度相对提高。女性经期过长、过短都不好，正常周期为21~35天。最理想的周期是28天，也就是滤泡期与黄体期各占14天，是最理想的状态，因为这样容易掌握排卵期，受孕的机会自然多。而月经过长或过短多半与内分泌相关，即与中医所说的"肾"与"冲任"相关，因为肾主掌生殖与内分泌，月经周期不规则多半通过调理冲任与肾气来治疗。

肝郁有热：月经前综合征

现代女性工作或精神压力过大，也会影响下丘脑、垂体等内分泌的功能，这类因情绪压力过大者，多半与中医所称的肝功

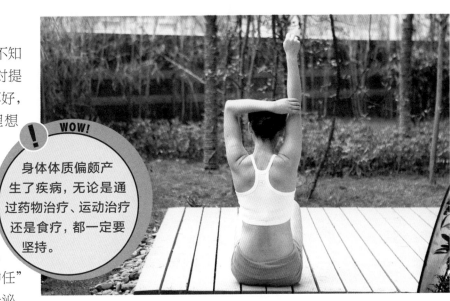

> ! WOW!
> 身体体质偏颇产生了疾病，无论是通过药物治疗、运动治疗还是食疗，都一定要坚持。

能相关。中医认为，肝脏体阴而用阳，藏肝血与肝阴、主疏泄调达的功能。"肝郁不舒"甚至产生"肝火上炎"等证，亦可能产生内分泌异常，现代女性经常有的经前症候群与经前痤疮、便秘的情况，均与此相关。

脾虚：脾胃功能不佳

若母体养分不足、身体虚弱，怀孕时胎儿也连带养不大。只有肠胃健康，食物养分才能充分吸收，毕竟孕妈妈身为胎儿补给站，养分充盈让两人分享，宝宝就健康。

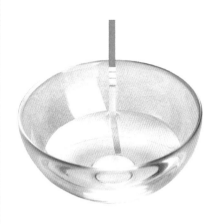

第70天
学会使用排卵试纸

排卵试纸主要是测女性体内的黄体生成素（LH）这种激素，检测出黄体生成激素的峰值水平，使女性能预知最佳的受孕或避孕时间。

排卵预测试纸能准确地检测出 LH 峰值水平，专业检测与家庭自测一样可信。

快速测量排卵期：

先确定自己的月经周期；

不可使用晨尿；

早 10 点到晚 8 点收集尿液；

试纸放置室温环境、避光，有箭头标志的一端浸入尿液，3 秒后取出；

10~20 分钟观察结果，以 30 分钟内结果读取为准；

试纸插入深度不超过 MAX 标志线。

"

测不到强阳也并不代表没有排卵，一定要找明原因，如在使用过程中是否操作有误。

"

使用时机很重要

建议月经来潮的第十天开始测，每天用排卵试纸测一次。如果发现在逐渐转强，就要增加测的频率，最好每隔 4 小时测一次，尽量测到强阳，因为排卵就发生在强阳转弱的时候。如果发现快速转弱，说明卵子要破壳而出了，24 小时之内一定会排卵。这段时间内同房，受孕的概率大。

强阳转弱后继续测，不要怕浪费排卵试纸，一直测到阴性为止，这时候可以休息几天，到排卵后 10 天开始再每天测排卵试纸，如果发现强阳，怀孕的希望就大了。

排卵试纸的使用方法

打开铝箔袋，取出检测试剂

（测试纸应存放于室温环境、避光，如置于冰箱内，使用前应先复温）。

持试条将有箭头标志线一端插入样本收集容器中，浸没至少 3 秒钟（深度不可超过标志线横线），然后取出平放或粘贴在测试卡（可用记录纸代替），开始计时观察测试结果。

等待红线出现，应在 10~30 分钟内时观察反应结果，30 分钟后结果判定无效（也即是俗称的"白板"）。

不可使用晨尿，并尽量采用每天同一时刻的尿样；收集尿液前 2 小时应减少水分摄入，因为稀释了的尿样会妨碍 LH 峰值的检测。

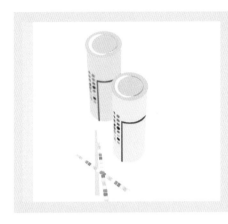

排卵试纸结果怎么看

阴性结果：仅在对照线区出现一条红色条带或检测线浅于对照线。出现一条红色条带，即对照线显色，检测线不显色，表示无排卵；出现两条红色条带，检测线比对照线明显浅色，表示尿液中LH尚未出现峰值，必须持续每天测试。

阳性结果：出现两条有色条带且检测线等于或深于对照线的显色。表明已出现LH峰值，表示将在24~48小时内排卵。

无效结果：当对照线区内未出现有色条带，表明试验失败或试剂失效。

排卵试纸使用注意事项

对于月经周期规律的女性来说，排卵日一般是在下次月经开始前14天左右，因此在排卵前两三天及排卵后一两天为易受孕期，这也就是需要使用测排卵试纸监测的阶段，一般需要连续使用5天。

早晨的第一次尿液，因为经过一夜的积累，尿液中所含LH值并不能代表实际的数值，因此最好不用。另外测试前2小时内不要摄入过多的水分，以免使尿液中的黄体生成激素受到稀释影响检测的结果。

在使用时应该严格遵照使用说明，在规定时间内读取结果，超过规定时间（即30分钟），结果无效。

试纸为一次性用品，打开原包装后应在1小时内尽快使用。而且，使用前不能使试条受潮或触摸反应膜，罐装试条取出试条后要马上把罐盖盖紧。

受各种环境和个人身体素质的影响，不是每个人都一定在月经中期排卵，所以在连续测试5天期间内也可能没有出现阳性的结果。

WOW! 月经不规律或不正常的女性，在月经干净后第三天开始测。试纸虽然使用方便，但准确率也并非百分百。

应观察和记录测试期间检测线色度的变化，若检测结果为阴性但是检测线色度开始下降，也可作为LH峰值。

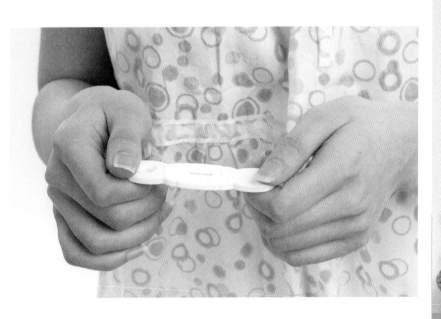

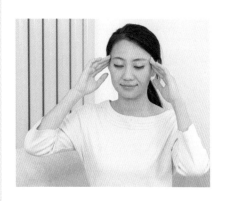

第69天
警惕亚健康

亚健康是介于健康与疾病之间的一种身心状态，主要表现为机体抵抗力下降，功能和适应能力减退。

当身体处于亚健康状态时，会因为身心出现种种不适而影响工作和生活，更会影响受孕。

改变生活方式，调理亚健康

合理多样的饮食：营养学家提倡每人每天要吃20种以上的食物。多吃不常吃的，山珍海味要有，粗粮、杂粮、蔬菜、水果也要多吃，这样才符合科学合理均衡的营养观念。自己调理好饮食，便是做自己最好的医生。

千万别透支睡眠：睡眠占据人类生活1/3左右的时间，它和每个人的身体健康密切相关，世界卫生组织确定"睡得香"为健康的重要客观标志之一。人们经常有这样的体会，当感到情绪不佳或者身体不适时，美美地睡上一觉后，会觉得精神倍增，身体的不适也会有所减轻，甚至恢复如常。由此可见，质量好的睡眠确是一味有益身心健康的滋补品。

自己最了解自己的身体

亚健康是现代年轻人尤其是白领们的通病，这不仅对身体健康不利，还会影响孕育。这可不是危言耸听。因为处于亚健康状态的人，在精神、身体素质方面会呈现出疲态，而心理压力、身体素质都将直接影响生育。

处于亚健康状态的育龄夫妻身体素质也会下降。长期处于亚健康状态的女性，其卵巢促生卵细胞生长的功能会大大降低，严重者会出现内分泌紊乱现象。长期处于亚健康状态的男性，精子活性下降，精子数量也会减少，给孕育造成困难。孕产专家提醒现代年轻人，要善于调节工作中的压力，在闲暇时间里多做运动，放松心情。

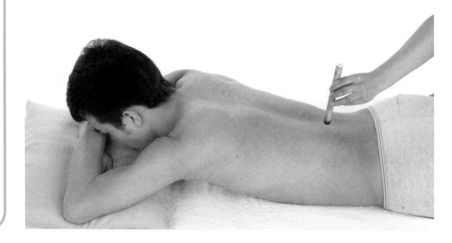

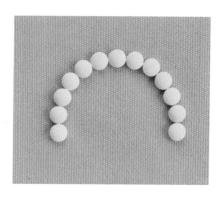

第68天
避孕药可以停了

长期服用避孕药的女性，进入到备孕阶段，可以先把药停了，换成其他避孕方式。

避孕药残留会影响宝宝吗？停用避孕药多久才能怀孕？

改换其他避孕方式

像避孕套、避孕棉、避孕膜、宫颈帽这类屏障避孕用具不会影响到女性的生殖系统，所以如果使用的是以上用具之一，并且开始准备怀孕了，只要停止使用就可以。

! WOW!
停服避孕药并准备怀孕，最好记下你的月经日期，因为末次月经日期可以帮助医生确定你的预产期。

不过，也有一些医生建议，使用屏障避孕法也最好等到几次正常的月经后再尝试怀孕，因为这可以帮助你更准确地计算预产期。但即便如此，如果在月经开始变规律之前，你就怀孕了，也不要担心，你可以通过怀孕早期的 B 超检查来确定怀孕的日期。

避孕药对人体的影响

口服避孕药属于激素类药物，药物成分多为合成的雌孕激素，其作用要比天然的性激素强很多倍。口服避孕药分很多种，有长效避孕药即每月服一次的，有短效复方口服避孕药即每月连续口服 21 天的，还有探亲避孕药、紧急避孕药等。后两种不建议用于长期避孕。

除口服的避孕药外，还有多种避孕药的剂型，例如针剂（多为长效避孕药）、皮下埋植剂型、阴道药环、避孕贴片及含药的宫内节育器（如左炔诺酮宫内缓释剂）。

现在所讲的长期服用避孕药避孕，主要是指长效避孕药和短效避孕药这两大类药物。

避孕药经肠道进入人体后，会在肝脏内代谢储存，停药后，储存在体内的药物需要一定的时间才能完全排出体外，不同的药物成分在体内排除的时间不同，而药物剂量越大，需要的时间越长。同时，停药后，一般 1~3 个月机体即可恢复排卵，这就意味着，恢复排卵后就有受孕的可能。所以，停用口服避孕药多久能怀孕，主要看药物的成分及剂量，以及多久能排出体外。如果在药物未充分排出体外就立刻受孕的话，体内残留的药物会对刚刚发育形成的胚胎产生一定的影响。

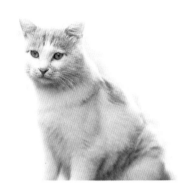

第 67 天
小心家里的猫狗花草

许多女性对怀孕时能否继续养宠物感到非常纠结，虽然说做好防护措施是可以和它们和平相处的，但最好是暂时先送走。

备孕和怀孕期间夫妻会有很多事情顾及不到，宠物，还有一些不适宜养在家里的花草要及时给它们找到新家。

慎防室内花草伤健康

居室里放几盆植物，会让人感到生机盎然，神清气爽，但不是每种植物都适合放在室内。

香味过于浓烈的花，如茉莉花、丁香、水仙、木兰等，其香气会影响人的食欲和嗅觉，甚至会引起头痛、恶心、呕吐。

万年青、仙人掌、五彩球、洋绣球、报春花等，不小心接触到其汁液会引起皮肤过敏反应，出现皮肤瘙痒、皮疹等，严重的还会出现喉头水肿等症状，甚至危及生命。

有些花卉如夜来香、丁香等，会吸收房间内的氧气并释放二氧化碳。所以，对于备孕夫妻来说，室内植物宜选那些能吸收甲醛、抗辐射的，比如虎皮兰、吊兰、绿萝等。

送走心爱的宠物

猫咪可能会感染弓形虫，所以，在备孕阶段和孕期不适合养猫咪。如果家有猫咪，暂时送走吧。

男性感染弓形虫，会对生殖能力造成严重的危害，主要破坏精子的质量，进而影响其生殖能力。感染弓形虫的患者精液常规分析质量明显低于正常人，白细胞明显增多，个别病人看不到活精子。多数病人经抗弓形虫治疗后，精液质量明显好转。

家里有小宠物的女性在怀孕前，要做一项叫做 TORCH 的化验，这项化验可检测出弓形虫、风疹病毒、巨细胞病毒、单纯疱疹病毒等，一旦感染，易在怀孕早期引起宫内胎儿感染，导致流产、胎儿畸形等风险。其中弓形虫喜欢寄生在猫和狗的身上，有时还有可能通过苍蝇、蟑螂以及未经充分加热的、含弓形虫的食物而感染。因此，孕前注意饮食卫生，以及适时终止与宠物的亲密接触是非常有必要的。

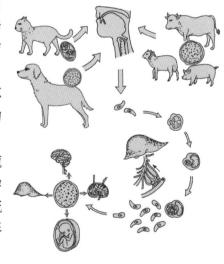

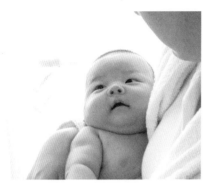

第66天
用心养娃是首要

孩子需要的是父母的陪伴和呵护。不要让"没时间要孩子，没有精力看孩子，没有太多钱养孩子"成为你们生育的障碍。

没有条件可以创造条件，合理规划生活，积极调整心态，别等"万事俱备"再要娃，身体真的抗不过时间的流逝。

宝宝不需要刻意富养

大多数家庭只有一个宝宝，因此很多家长都恨不得倾尽全力，也要给宝宝最好的。其实，家长用心陪伴孩子，给他一个快乐的童年，帮助他养成良好的学习和生活习惯，使他保持一颗求知的心，比什么都重要。为了让孩子走得更远，飞得更高，穷养富养都不如用心养。

不要等存够钱再要宝宝

养育孩子需要不少花费，财务预算是一定要做的。但是，孩子不是一日长成，所需的花费也是逐渐产生的，所以，完全没有必要等攒够了所有的钱才考虑要个孩子。

家庭条件能够给宝宝最基本的养护就够了，养孩子也不能攀比，根据自己的情况量力而行，全心付出即可。

商业保险可以酌情购买

商业保险中的女性险会涉及生育的一些方面，还有一些母婴险，它们为女性在怀孕期间发生的特定疾病、婴儿出生时特定的先天性疾病提供经济保障。但这些商业保险并不像社会生育保险那样，可以保障基本的医疗保健需要，也就是说并不会简单补偿正常生育所需的一些费用。因此，商业保险作为补充，可以酌情购买。

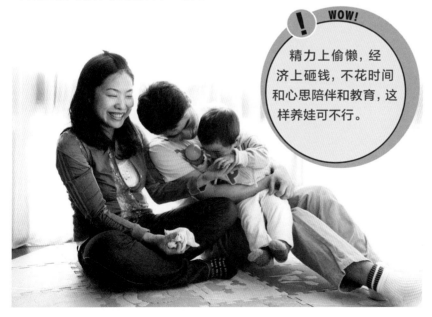

! WOW!

精力上偷懒，经济上砸钱，不花时间和心思陪伴和教育，这样养娃可不行。

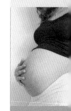

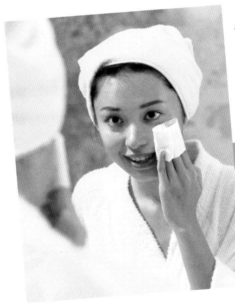

第65天
远离有可能造成伤害的美丽装扮

把自己打扮得漂漂亮亮，是很多女性每天都要做的功课，但是备孕期间还是暂时收起那些有可能造成伤害的化妆品吧。

备孕期间为了让身体更好更健康，避免受到不良物质的侵害，从一些生活细节防范还是有必要的。

选择化妆品时要先看有无不良的化学成分：

阿伏苯宗（防晒霜的主要成分）

乙二醇醚（化妆水的主要成分）

异丙基甲基苯酚（祛痘产品成分之一）

汞（美白祛斑产品成分之一）

……

> 备孕是一个长期的过程，为了优生优育，应尽量遵循自然健康的生活准则。

不要穿丁字裤

丁字裤通常都比较紧，走动时会对尿道口、大小阴唇、阴道口、肛门等产生摩擦，易导致发炎、瘙痒、分泌物增多。丁字裤的质地通常是不透气的锦纶质地等合成纤维，容易滋生细菌，诱发过敏、感染霉菌等。

不要涂指甲油

指甲油一般都是以硝化纤维为本料，配上很多种化学溶剂制成。这些原料大都有一定的生物毒性，长期使用可造成慢性中毒。指甲油不仅通过指甲缝等直接伤害皮肤，其特殊气味还会刺激嗅觉神经，孕妈妈经常使用会对自身健康造成危害。

指甲表层有一层保护物质，指甲油会破坏指甲的保护层，易感染细菌。指甲油所含的化合物容易溶解在含油多的油条、蛋糕等油性食品中，导致"毒从口入"。

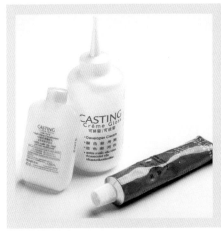

不要烫发染发

染发剂和烫发剂的成分之一是对苯二胺，这种物质对人体健康有害。不管美发店如何强调他们使用的是天然染发剂，都请不要相信。染发剂的有害成分不止一种，除了会直接刺激头皮引起瘙痒、皮炎外，还会通过皮肤、毛囊进入人体，进入血液，成为淋巴瘤和白血病的致病元凶。另外，染发剂中的有毒化学物质进入人体后，需要通过肝和肾进行代谢，长期反复地吸入必然会对肝肾功能造成损害。所以，不仅仅是备孕女性不要烫发、染发，普通女性也少做为宜。

少化浓妆

现代女性都喜欢化妆，但是如果近期有要宝宝的计划，还是尽量避免吧。大部分彩妆中都含有有害化学成分，如砷、铅、汞等，这些物质可被女性的皮肤和黏膜吸收，进入血液，会影响受孕。如果已经怀孕，则可透过血胎盘屏障，进入胎血循环，影响胎宝宝的正常发育。另外，化妆品中的一些成分，经阳光中的紫外线照射后会产生有致畸作用的芳香胺类化合物质。据美国的一项调查表明，每天浓妆艳抹者胎宝宝畸形的发生率是不浓妆艳抹者的1.25倍。

! WOW! 备孕期间尽量不要使用化妆品，平时的护肤品还是可以使用的，还有一些品牌是专门给孕妈妈使用的。

收起你的香水

香水因为其迷人的特质而受到众多女性的青睐，但备孕女性不宜使用香水。香水中的成分比较复杂，大多数都含有50~150种成分，大部分又为化学成分，有一定毒性，易导致过敏，且易对胚胎产生不良影响。因此，不建议女性在孕前使用，尤其是劣质香水。

另外，有些香水中含有麝香，久闻麝香不易怀孕，怀孕的人闻麝香甚至会导致流产。麝香内含麝香酮、甾体激素样物质等，能促使各腺体的分泌，有发汗和利尿作用，其水溶性成分有兴奋子宫作用，易引起流产，孕妈妈应禁用。需要提醒的是，我们夏天最常见的花露水就含有麝香的成分，备孕女性不建议使用。

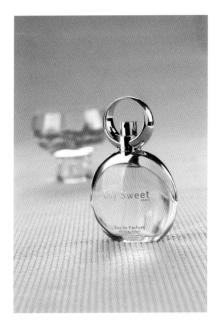

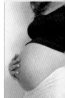

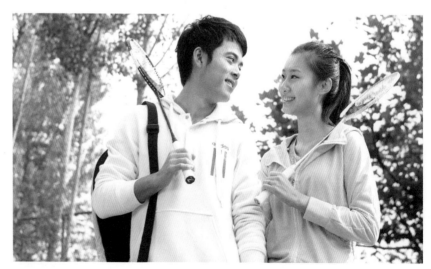

第 64 天
合理运动有助于提高精子活力

经常适度的锻炼可以增强身体素质，促进生理机能的全面改善，提高生殖系统功能，刺激精子更健康生成。

计划要小宝宝之前，保证你的运动量恰到好处，让精子活力处于最好的状态。

适度锻炼好处多

对于男性来讲，适度锻炼能为孕育助力。运动能帮助男性减轻压力，因为当运动达到一定量时，身体就会产生一种叫腓肽的物质，这种物质会让人心情平和。一些缓和的、运动量适中的运动，如慢跑、游泳、打乒乓球等，都是不错的选择。

适量的健身运动可调节人体自主神经的功能，使男性体内雄性激素、睾酮含量增多，性欲大大增强，精子活力增强，数量增多。所以，合理的体育运动可大大地改善性生活的质量。但任何锻炼都要循序渐进，不要突然增加运动强度和时间，防止出现运动过量或运动损伤。

提高男性性功能的运动

良好的运动习惯是提高男性性功能的重要途径。提高男性性功能的运动主要以锻炼腰腹部、提升臂力为主，全身锻炼为辅，主要有：跑步、骑车、滑冰、游泳、俯卧撑及仰卧起坐等。

有专家说，仰卧起坐、俯卧撑、提肛这三项运动，可以让男性下体周围肌肉张力、收缩功能增强，并增强局部血液循环，促进男性下体血液充盈，从而增强男性的性功能。三项很普通的运动，一般人都可以做到。仰卧起坐和俯卧撑，每项每天至少做 20 次，而提肛运动随时随地都可以做。

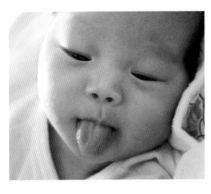

第63天
夫妻生活重质不重量

备孕不是一个人的事，男性也要时刻注意自己的身体状况，呵护自己的"命根子"。

频率合理、愉悦的夫妻生活，是备孕成功的基础。

孕前3个月调整性生活频率

夫妻生活频率过高，会降低受孕的概率。因为性生活频率过高，会导致精液量减少和精子密度降低，使精子活动率和生存率显著下降，受孕的机会自然就会降低。虽然睾丸每天都可以产生数亿的精子，但一次射精后要等将近1周时间精子才能成熟和达到足够的数量。过频的夫妻生活还会导致女性免疫性不孕，对于能够产生特异性免疫反应的女性，如果频繁地接触丈夫的精液，容易激发体内产生抗精子抗体，使精子黏附堆积或行动受阻，导致不能和卵子结合。

在孕前3个月到1个月，建议每周一两次为宜。到了孕前1个月，可以在女性排卵期前后适当增加性生活次数，隔日或者每3天1次。

> **! WOW!**
> 不同年龄段的男性备育方向和重点也不同，要找到适合自己的保养方式。

锻炼阴茎的简易办法

相对于锻炼身体，直接锻炼阴茎也可以有不错的效果。主要有下面几种方法：

洗澡。在洗澡的时候，将喷头对准阴茎前端和根部周围（可翻开包皮露出龟头），数十次较强的水压对穴位进行集中热水流按摩，可直接活跃支持勃起的韧带和神经。也可以利用水温的不同对阴茎进行刺激按摩，这样效果会更好一些，但不适合体弱者。

用手指按压阴茎。不管阴茎是疲软还是勃起状态，反复持久地用手指抓捏阴茎（做握紧和放松动作），可增强阴茎神经和血管等的活力，有效提高性能力。

提肛运动。日常生活中，多做提肛运动，可活跃协同阴茎勃起的盆底肌肉和增强韧带强度，还可以改善会阴部的血液循环。

这三种锻炼方式，最好每日1次，每次持续几分钟。避免时间过长，刺激过强，否则容易导致支持勃起的肌肉和神经疲劳，反而适得其反，甚至造成阴茎损伤。

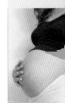

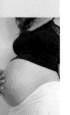

第62天
备孕女性全方位的保健

女性对自己的呵护不能只停留在脸上、身材上，其实更重要的是对自己一些"秘密地带"的保养。

私处的健康对于受孕起着关键性的作用，备孕女性一定要做好养护工作。

私处卫生

这是个老生常谈的问题，最基本的就是每天清洗外阴，每天换内裤。

内裤不要积攒，应勤洗，用内衣专用肥皂搓洗3~5分钟；多次漂洗直到把泡沫冲洗干净；不要放在室内阴干，应放在太阳下晒干；不要和袜子一起洗；有炎症时内裤洗净后要用开水烫。

清洗外阴，一般只要用清水就可以了，如有外阴瘙痒，需及时到医院就医，而不要乱用洗液和不适当的方法冲洗。

卫生巾、卫生护垫在非月经期尽量少用。

性生活之前，双方都要洗干净，事后最好也要清洗。

孕前乳房保健

乳房是女性形体美很重要的一个因素，更是将来哺育宝宝的天然绿色"粮仓"，为了自己，为了宝宝，孕前乳房保健不可忽视。

首先，要到医院做一次全面的乳房检查。如果有肿块，则需要明确其性质，看是否有必要处理。

其次，可以适当对乳房进行按摩，以促进血液循环，为将来哺育宝宝做好准备。

最后，在日常生活中精心呵护乳房也必不可少。清洁乳房，不要用碱性过高的洁净用品，如香皂等，用清水轻轻洗净即可，必要时还可以涂上专用的乳头保护乳液，以防止乳头皲裂。不要穿戴过紧的内衣，更不要束胸，内衣质地宜选择纯棉的，这些都有利于保持乳腺管的通畅，减少乳房疾病的发生。

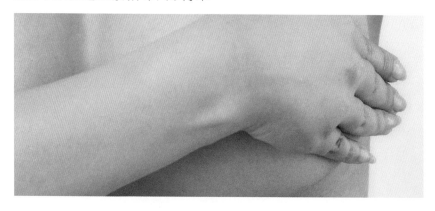

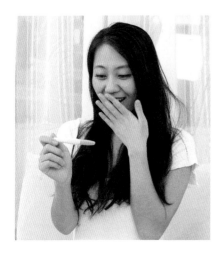

第61天
聊聊孕激素

有些女性受孕后，会出现胚胎停育或自然流产，但是检查后发现精子和卵子都很好。再排除其他方面的原因，发现原来是孕激素水平不足。

如果把精子和卵子比作种子，那么孕激素就是影响土壤质量的一种因素。

孕激素对受孕的作用

黄体酮即孕酮，是由卵巢黄体和胎盘分泌的一种天然孕激素，是维持妊娠所必需的，能使因雌激素作用而增生的子宫内膜出现分泌现象。虽然现在有很多人认为黄体酮对保胎的作用不大，其实这个问题要分开来看。导致胚胎停育或自然流产的原因有很多，比如精子或卵子质量不好、母体供血不足等，出现这些原因就是注射再多的黄体酮，也是没法保胎的。但如果是因为黄体功能低下，黄体酮不足，导致胚胎发育不好，有自然流产危险，那么就可以注射黄体酮保胎。

! WOW!
孕激素是卵巢分泌的具有生物活性的主要激素，特别是在怀孕过程中，起着非常重要的作用。

雌激素和孕激素协同合作

女性性激素主要包括雌激素和孕激素。雌激素的作用主要是促使女性生殖器和乳房的发育，促进卵泡生长；而孕激素则是在雌激素作用的基础上，进一步促进它们的发育，使子宫内膜从增生期转换为分泌期，适宜受精卵着床，为妊娠准备条件，两者之间既有协同又有拮抗的作用。

平时规律健康的生活、性生活和谐，都有利于提高体内孕激素水平。还有些富含雌激素的食物，如黄豆、黑米、扁豆等，备孕女性可以适当多吃。

孕激素的自检方法

检测孕激素最直接

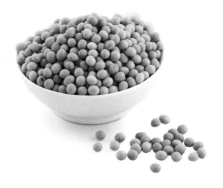

的方法就是去医院抽血，医生会通过检查血清来告诉你孕激素是不是正常。其实我们还可以通过测量基础体温来判断孕激素水平，主要是测排卵后的基础体温。排卵后体温上升应持续14天左右，上升幅度0.3℃~0.5℃，否则就应该考虑孕激素水平低下。

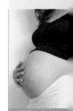

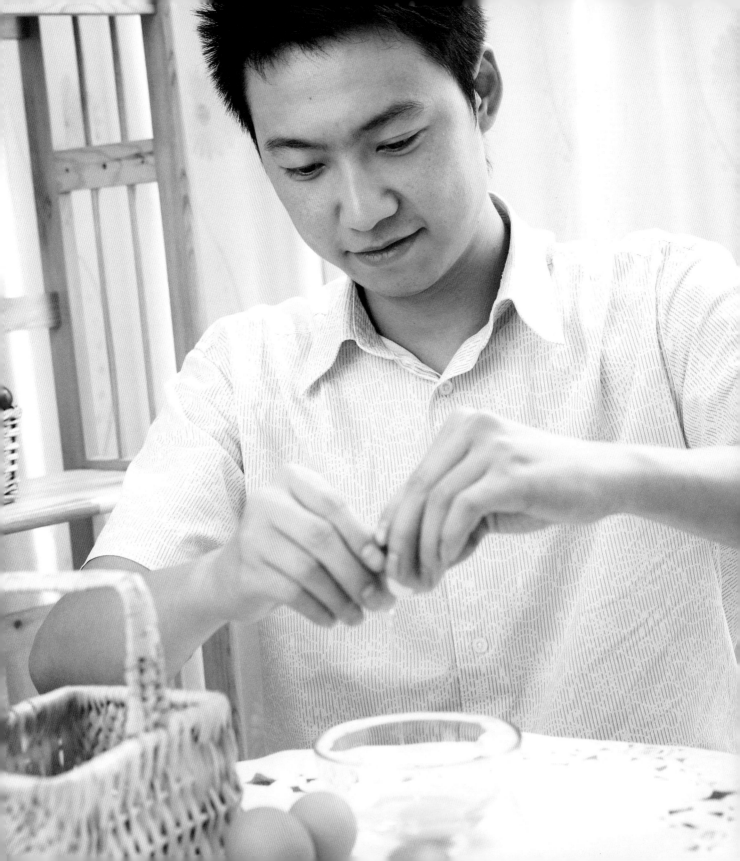

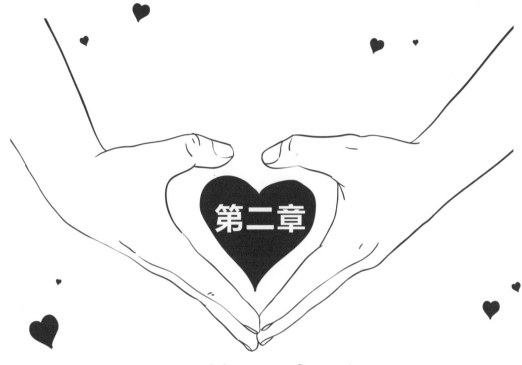

孕前 2 个月

上个月了解了一些生育的知识，制定了详细的备孕计划，双方对于自己的身体都有了判断和认识，工作和生活都相应做出了调整。那么这个月将巩固成果，继续加强锻炼，放松心情。让我们慢慢来，别着急。

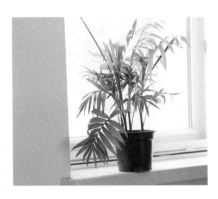

第 60 天
注意办公室的隐形污染

在装潢精美、设备先进的现代化写字楼里工作的备孕夫妻，需要注意隐形的污染。

日常办公室工作中应留意一些特别的细节，谨防小隐患造成影响孕育的大问题。

判断室内装修环境污染的方法

如果办公环境近一年内进行过装修，应细心观察，看看室内装修污染是否严重。

异常感受： 闻到刺鼻的味道，眼睛感到刺激。

异常表现： 在办公室待久了，感到憋闷、恶心，甚至头晕目眩；不吸烟，也很少接触吸烟环境，但是经常感觉嗓子不舒服，有异物感，呼吸不畅；常有咳嗽、打喷嚏、免疫力下降的症状；常有皮肤过敏等症状，而且是群发性的。室内植物不易成活，叶子容易发黄、枯萎等。

留意办公环境

电脑： 电脑所产生的辐射，有可能对胚胎造成损害。所以，在计划怀孕前 3 个月，应适当采取防护措施。例如养一些有防辐射作用的花草，提前买好防辐射服等。

电话： 据调查，电话听筒上 2/3 的细菌可以传给下一个拿电话的人，是办公室里传播感冒和腹泻的主要途径。应经常用酒精擦拭听筒和键盘。

空调： 长期在空调环境里工作的人 50% 以上有头痛和血液循环方面的问题，而且特别容易感冒。这是因为空调使得室内空气流通不畅，负氧离子减少。应定时开窗通风，每隔两三个小时到室外呼吸新鲜空气。

复印机： 由于复印机的静电作用，空气中会产生臭氧，浓度达到一定时，会使人头痛和晕眩。复印机启动时，还会释放一些有毒的气体。备孕女性应尽量减少使用复印机的次数。

还要注意办公地点附近有没有大的辐射源、化工厂等。办公桌上可以摆放一些吸附甲醛的植物，注意空气流通，尽量少用空调，保持适当的温度和湿度。

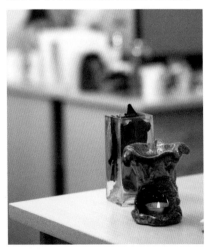

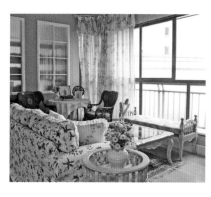

第 59 天
家庭装修要慎重

有了自己的房子，终于踏实了，要孩子的计划提上日程，但可别和装修前后进行。

新房、旧屋都要检测一下室内环境，没有问题再搬进去备孕。

新装修的房子至少要晾半年

如果为了方便，想搬进刚装修完的房子就怀孕，那就大错特错了。新装修的房屋，有害物质尚未散尽，持续的刺激可能会导致不孕不育，对孕妈妈的影响更大。目前室内装修最常见的有害物质主要有甲醛、氡气、苯、二甲苯、氨、苯并芘、放射性材料等。

甲醛：会引起女性月经紊乱和排卵异常，还存在致癌的潜在风险。

苯：大量存在于油漆、防水涂料、乳胶漆中，具有芳香气味，人吸入后会引起嗜睡、头痛、呕吐等症状，被世界卫生组织确认为有毒致癌物质，孕妈妈长期吸入苯会导致胎宝宝发育畸形或流产。

放射线：能使睾丸生精功能受到损害，导致生精障碍和染色体畸变，进而导致男性不育和胎宝宝畸形。大量研究也证实，放射性辐射可直接引起生育能力减退，甚至导致永久性不育。

新装修的房子至少要通风晾 6 个月。入住后也要经常通风，并在房间里摆放植物，加快污染物消散。如果怀疑有装修污染，最好请专业检测部门检测一下。

> **WOW!**
> 有研究表明，幼儿患血液病的诱因之一就是装修污染。千万不要忽略房屋装修问题。

噪声污染不可小视

很少有人会想到，噪声也是一种污染，也会危害生育功能，影响优生优育。

噪声强度如果高到一定程度，不仅会损害人的听觉，还会对神经系统、心血管系统、消化系统等有不同程度的影响，尤其影响内分泌系统，使人出现甲状腺功能亢进、性功能紊乱、月经失调等，进而影响生育。

长期生活在 70~80 分贝或者更高的噪声下的男性会出现性功能下降，甚至出现精液不液化或无法射精等现象。孕妈妈长期遭受噪声污染，会加重早孕反应，甚至会造成胎宝宝发育迟缓、流产、早产。

第58天
口腔检查很有必要

许多女性在计划怀孕前，都会有意识地到医院的内科、妇产科做相关的身体检查，但口腔检查往往被忽视掉了。

在孕期如果口腔出现问题，可能会影响其他器官，甚至还会影响胎宝宝的正常发育。

孕前准备每天一页

孕前必须治疗的口腔疾病

牙周病：孕期牙周病越严重，发生早产和新生儿低体重的概率越大。怀孕前应该消除炎症，去除牙菌斑、牙结石等局部刺激因素。

龋齿(蛀牙)：怀孕会加重龋齿的症状，孕前未填充龋洞可能会发展至深龋或急性牙髓炎，剧痛会令人夜不能眠。而且孕妈妈有蛀牙，将来宝宝患蛀牙的可能性也很大。

阻生智齿：无法萌出的智齿上如果牙菌斑堆积，四周的牙龈就会发炎肿胀，随时会导致冠周炎发作，甚至会出现海绵窦静脉炎，影响孕期健康。

残根、残冠：如果怀孕前有残根、残冠未及时处理，孕期就容易发炎，出现牙龈肿痛。应该及早治疗残根、残冠，或拔牙，或补牙，以避免怀孕期间疼痛。

口腔有问题不利于胎儿发育

研究表明，并不是所有的孕妈妈都会有妊娠期牙龈炎，口腔状况良好的孕妇没有局部刺激的存在，并不会出现牙龈炎。而如果孕妈妈患有牙周病可能会导致婴儿早产或出生时低体重，如果孕妇怀孕前患有牙周病，到了妊娠期会由于雌激素的升高促使某些致病菌孳长，使牙周病更加严重。

另一方面，如果孕妈妈因牙痛而进食不易，会导致营养不均衡，从而间接地影响胎儿的健康。

因此，准备怀孕的女性应该在怀孕前接受口腔健康检查，建立一个健康的口腔环境，从而避免在怀孕期间因为发生口腔急症所带来的治疗风险。

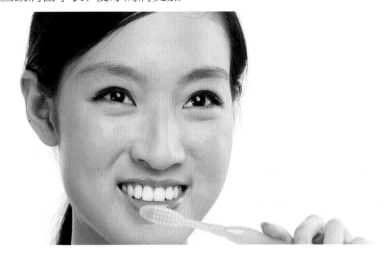

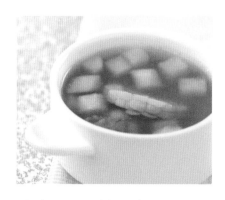

第57天
"小月子"的保养

流产后子宫、卵巢等相关器官要经历修复的过程，如果调养得宜，则身体状况能恢复如初。如果不注重调养，健康就可能由此走下坡路。

流产后，女性子宫内膜不可避免地受到损伤，要注意加强自我保健。

流产后要坐好"小月子"

流产后至少要调养1个月，即我们平时所说的"坐小月子"。坐好"小月子"也能为女性朋友今后再要个宝宝做好充分的身体准备。

流产后要保证足够的睡眠，尤其在术后的两三天内，应该卧床休息，并且在术后的15天内尽量避免从事过重的体力劳动，避免大量剧烈运动。在饮食上要多吃维生素、蛋白质含量较高的食物。

虽然流产对女性的身体和心理都会有一定的伤害，但只要做好术后保养和调理工作，保持心情放松，避免紧张、焦虑情绪的影响，再要个宝宝也不难。

流产后注意乳腺经络通畅

妊娠期女性乳房腺管开始

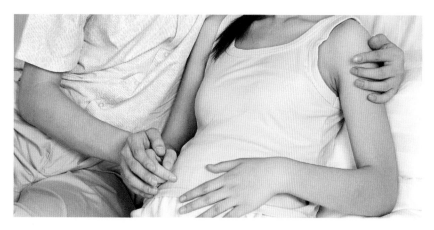

发育，乳房胀大，流产后刚刚发育的乳腺停止生长，腺泡变小以至消失，乳腺复原。通常流产后女性的乳腺复原并不完全，容易诱发乳腺小叶增生，造成乳腺肿块及乳房疼痛。有些女性会感觉乳胀，有触痛感、灼热感，少数人还有乳汁分泌。

如果在第一时间疏通经络，就可使突然停滞下来的气血运行起来。流产后适当按摩乳房，可以避免出现乳腺肿块及乳房疼痛。

心情愉快有利于再孕

不少女性流产后都会忧心忡忡，其实绝大多数的自然流产都是偶然的，并且自然流产的胎宝宝70%左右都是异常的胚胎，可能是染色体异常所致，很难发育为成熟胎宝宝。自然流产可以被认为是一种有利于优生的自然淘汰，不必为此太过忧虑。愉快的情绪会加快流产后身体的康复，有益于再孕。

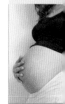

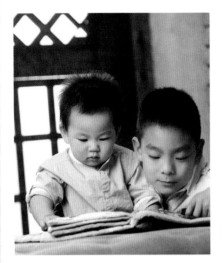

第56天
二胎妈妈的备孕攻略

二胎全面放开的政策一出，很多家庭开始计划生二胎，从大人到孩子，从身体到心理，你们做好准备了吗？

二胎备孕事项：

全面评估自己的身体情况；

计算好最佳生育时间；

告别不正常体重；

做好二胎孕前检查；

运动和营养要跟上；

男性备育检查别忽视。

生了二胎后，家庭结构发生改变，大人孩子都需要一些时间来适应。

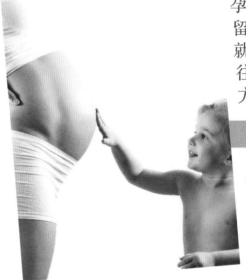

孕育一胎时还有些茫然，留有遗憾，而孕育二胎就会自然而然地回顾既往的经历，希望在某些方面改善。

特别是备孕二胎时如果年龄超过35岁，身体状况就明显比不上最佳生育年龄时的状态，孕后发生早产、妊娠糖尿病、妊娠高血压综合征等问题的概率就会增大，分娩的风险也会较高。所以，备孕二胎更要重视孕前检查。

孕前检查必不可少

别以为生了一胎，生二胎就顺其自然，不用做身体检查了。随着时间的推移和年龄的增长，有些原来潜伏的疾病可能在这时会显现。因此，生二胎之前夫妻二人都应该去做个身体检查。

备孕二胎时的身体状况与备孕第一胎时往往有很大区别，

全家人的心理准备

妈妈的心理准备：面对困难和辛苦，需要提前做好心理准备。

爸爸的心理准备：如果打算生二胎，就必须承担起养家的重任。

大宝的心理准备：征得孩子的理解，帮他分析即将面临的情况。

老大老二间隔几岁无绝对

两个孩子间隔几岁最好？这恐怕是计划迎接第二个生命要面临的第一个问题。科普界流传的3岁说、5岁说，更是让这个问题的选项增多。

其实站在医学的角度来讲，不主张老大和老二的间隔太密，2岁以上为宜，一是可以保证第一个孩子母乳喂养到一岁，二是怀孕和母乳期间，钙、铁等营养流失比较多，间隔2岁以上有助于妈妈恢复身体状态。

至于间隔3岁或5岁的说法，这是考虑到社会问题、家庭因素后给出的参考值，比如有没有大人带孩子，老大对弟弟妹妹是否认可。

从妇产科医生的角度看，间隔2岁或2岁以上，无论是顺产、剖腹产都是可以的。到底间隔多久并没有一个绝对的定论，最终还是要每个家庭根据实际情况，综合多种因素考虑后决定。

大龄妈妈生二胎的风险

其实，无论是第一胎还是第二胎，超过35岁女性的生育能力都在逐年下降，生育风险逐年增大。

卵子老化：随着年龄的增长，女性的卵子也在"变老"，再加上环境污染、电磁波辐射、化学品等影响，大龄妈妈的卵子质量堪忧。卵子质量差会增加孩子出现健康问题的可能性。

疾病缠身难以再孕：35岁之后，正是女性容易被多种妇科疾病缠身的时候，子宫肌瘤、子宫内膜异位症、乳房肿瘤、卵巢囊肿等疾病都可能令大龄女性难以再怀上宝宝。

难产风险大：年龄过大，产道和会阴、骨盆的关节变硬，不易扩张，子宫的收缩力和阴道的伸张力也较差，可能导致分娩时间延长，容易发生难产。

流产可能性大：高龄生育时宫外孕、自然流产、孕期并发症等概率高。

胎儿出生缺陷概率大：研究表明，大龄产妇生出的孩子更易患唐氏综合征。孕妇年龄在20~24岁之间，孩子患唐氏综合征的概率为1/1400，但当孕妇年龄提高到40~45岁时，患病率提高到1/25。

! WOW!

孕前检查、改变不良的生活习惯、管理好体重和血压，相信大龄二胎妈也能备孕成功。

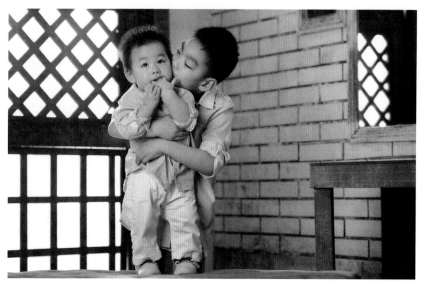

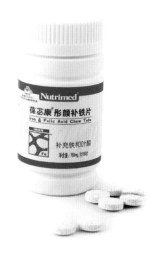

第 55 天
叶酸补起来

目前已经证实，孕早期叶酸缺乏是胎儿神经管畸形发生的主要原因，可能会影响胎儿大脑和神经系统的正常发育，严重时会造成无脑儿和脊柱裂等先天畸形。

备孕夫妻孕前 3 个月应及时补充叶酸，但是补充的量要适宜，以免过犹不及。

叶酸补充宜忌多

男性不宜忽视叶酸补充：一个健康男性的精子中，有 4% 的精子染色体会有异常，而精子染色体异常可能会导致不育、流产以及婴儿先天性愚型。男性多吃富含叶酸的食物可降低染色体异常的精子所占的比例。有研究表明，每天摄入充足叶酸的男性，其染色体异常的精子所占比例明显低于叶酸摄入量低的男性。形成精子的周期长达 3 个月，所以备育男性和备孕女性一样，也要提前 3 个月开始补充叶酸。

注意叶酸增补剂的含量：备孕女性服用的叶酸增补剂每片中含叶酸 0.4 毫克，而市场上有一种专门用于治疗贫血用的叶酸片，每片叶酸含量为 5 毫克。因此，购买时一定要注意查看叶酸含量，切忌服用这种大剂量的叶酸片。

叶酸每天宜补充 0.4 毫克

孕前每天应摄入 0.4 毫克的叶酸，怀孕后每天应摄入 0.6 毫克，对预防神经管畸形和其他出生缺陷非常有效。一般来说，叶酸片吃到怀孕 3 个月即可停止，并非整个孕期都一定要服用叶酸剂。

叶酸虽然是备孕夫妻不可缺少的营养素，但也不能滥补。体内叶酸含量过高会干扰锌的代谢，而锌元素的缺乏将会影响胎宝宝的发育。避孕药或抗惊厥药中的成分可能干扰叶酸等维生素的代谢。因此，怀孕前曾长期服用避孕药、抗惊厥药的女性，最好在孕前 6 个月停止用药，并在医生指导下补充叶酸。

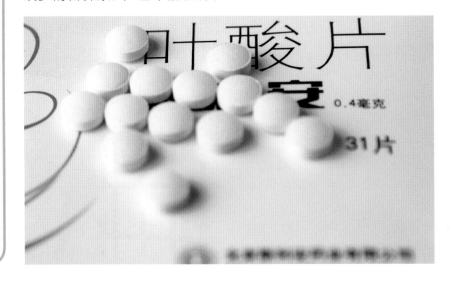

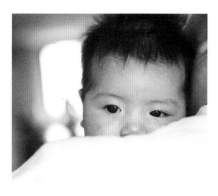

第54天
生男生女都一样

现代医学已证明生男还是生女，是取决于男性的染色体，就目前社会发展来讲，男孩女孩一样重要和宝贝。

从遗传的角度讲，女孩、男孩同样继承了父母一半的基因，并且这种基因依旧可以一代一代地传承下去。

孩子健康快乐是父母最大的愿望

孕育一个孩子是非常不容易的，对上了年纪的人来说更是如此。无论是男孩还是女孩，只要降生到这个世间，就享有同样的权利。只要孩子身体健康，快乐地成长，便是父母最大的愿望。

不要盲目相信生男生女产品

各种生男生女的所谓"家传秘方""转胎药"被传得神乎其神，比如传说有的药在怀孕60天内吃保准女孩变男孩……这些根本没有科学依据，因为性别只由性染色体决定，在受精卵形成的时候性别就已经确定了，所谓的女孩变男孩完全就是一种蒙骗的说法。

> **WOW!**
> 尊重社会角色和属性，让男孩像男孩，女孩像女孩，是父母在教育过程中需要重视的问题。

不要迷信"酸儿辣女"

"酸儿辣女"是流传较广的生男生女传言之一，意思是说怀孕期间如果孕妈妈喜欢吃酸的就会生男孩，喜欢吃辣的就会生女孩。其实，孕妇出现食欲下降、对气味敏感、嗜酸或嗜辣，甚至想吃些平时并不喜欢吃的食物，均属于正常的妊娠生理反应，原因是怀孕后女性体内激素水平的变化导致胃肠道出现反应，如恶心、呕吐、反酸、烧心等，还会引起食欲缺乏，导致孕妇不爱吃东西。胎宝宝的性别是由性染色体决定的，仅以孕妈妈口味的变化来判断胎宝宝的性别是毫无科学根据的。

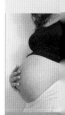

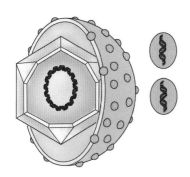

第53天
遗传与环境共同塑造宝宝

父母自身的优秀基因，良好的备孕环境，都是保证孕育健康宝宝的不可或缺的条件。

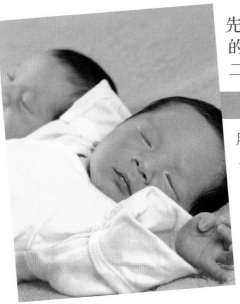

先天的遗传因素和后天的环境，塑造了独一无二的宝宝。

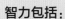

智力包括：

语言、认知、判断、计算、逻辑、思维等多种能力的综合性状，某种能力差不等于其他能力也差，不能因为孩子某一项能力弱，就定性为智力低下。

正常情况下，遗传因素决定的智力差异在大多数人身上并不明显，通过积极创造后天的良好环境和不断地勤奋努力，每一个人的潜力都能得到充分发挥。

宝宝的智力遗传来自父母

智力与遗传是有一定关系的。一般而言，爸爸妈妈的智商高，宝宝的智商也较高。但是后天的教育、学习和营养等因素也有相当大的促进作用，只有先天和后天相结合，才能将宝宝的智力提高到最大限度。

智力是遗传和环境相互作用的结果，脑细胞表达至少与数百种基因有关，遗传物质决定脑细胞的发生和表达。母亲怀孕、分娩时的环境以及后期家庭环境的不同，也可能造成孩子在智力发育上的差别。

宝宝的性格受基因和环境影响

科学研究表明，如果从父母双方获得的遗传物质DNA可以确定子女的身体特征，那它也会影响他性格的某些方面。外向性格表现都是从母亲或父亲的基因中遗传下来的。有关研究认为，母亲的基因对孩子智力的影响起着决定性作用，而父亲的基因则主要影响易感性和情绪。

宝宝的外貌会更像谁

在宝宝未出生以前，很多父母都会好奇，宝宝到底长什么样？其实，从以下几个方面，你们可以大致判断宝宝将来到底会像谁多一点。

肤色： 如果父母皮肤较黑，通常子女的皮肤不会太白；若一方白一方黑，多数情况下子女为"中性"肤色，也有更偏向一方的情况。

眼睛： 孩子的眼形、大小遗传来自父母，大眼睛相对小眼睛是显性遗传。父母有一人是大眼睛，生大眼睛孩子的可能就会大一些。

双眼皮： 双眼皮是显性遗传，单眼皮与双眼皮的人生宝宝极有可能是双眼皮。但父母都是单眼皮，孩子一般也是单眼皮。

眼球颜色： 黑色等深色相对于浅色而言是显性遗传。也就是说，黑眼球和蓝眼球的人，所生的孩子不会是蓝眼球。

睫毛： 长睫毛也是显性遗传。父母只要一人有长睫毛，孩子遗传长睫毛的可能性就非常大。

鼻子： 一般来讲，鼻子大、高而鼻孔宽是显性遗传。父母中一人是挺直的鼻梁，遗传给孩子的可能性就很大。

耳朵： 大耳朵相对于小耳朵是显性遗传。父母双方只要一个人是大耳朵，那么孩子就极有可能也有一对大耳朵。

下颌： 下颌是显性遗传，父母任何一方有突出的大下巴，子女也无例外地长着酷似的下巴。

肥胖： 父母都是大胖子，会使子女们有 53% 的机会成为大胖子；如果父母只有一方肥胖，孩子肥胖的概率便会下降。肥胖大约有一半可以由人为因素决定。

秃头： 秃头只遗传给男性，父亲是秃头，遗传给儿子的概率则有 50%，就连母亲的父亲，也会有 25% 的概率将自己的秃头留给外孙们。

青春痘： 父母双方若长过青春痘，子女们的患病率将比无家族史者高出 20 倍。

腿型： 双腿过长或过短，可以是遗传，但如果是脂肪堆积的腿，可以通过锻炼重塑。

! WOW!

肥胖是父母双方可以控制的遗传因素，所以孕妈准爸要时刻注意管理自己的体重。

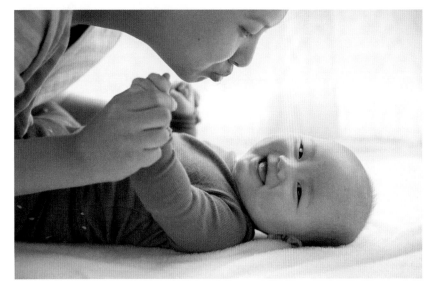

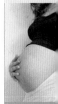

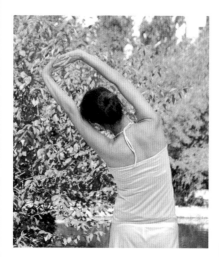

第52天
不易受孕找找原因

不孕不育已经成为现代社会的一个普遍现象，导致不孕不育原因有很多，可能是夫妻双方的，也可能是单一某一方的。

引起男女不孕不育的原因非常多，有生理性的、病理性的和心理的，要分清情况对症治疗。

这些原因可能导致女性不孕：

不排卵；

输卵管阻塞；

子宫先天畸形；

免疫因素；

快速减肥；

经期同房造成免疫性不孕；

多次人流引起继发性不孕。

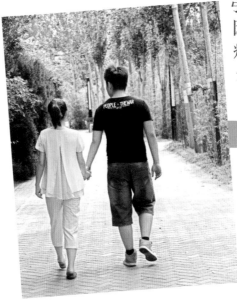

女性不孕症的发病原因是复杂的，有些是后天疾病引发，有些是先天发育不足，也有些是不良习惯所为。

何种情况算不孕

不孕症是指有正常性生活、未采取避孕措施，1年后女方未能怀孕。如果不采用避孕节育措施，约有60%的育龄夫妇在结婚后的6个月内怀孕，80%在9个月内怀孕，85%~90%在1年内怀孕，有4%在结婚后第二年怀孕。

原因不明不孕的性生活指导

原因不明的不孕比例为10%~15%。在积极检查和治疗的同时，合理地调整和进行性生活是十分有益的，有利于增加受孕机会。

性生活频率应适当，以保证男子精液的产生有足够的恢复时间，以提高精子质量和精液的总体质量。

算好排卵期，在排卵前后有连续的两三次性生活。性生活后，臀部稍垫高仰卧，并保持20~30分钟，使精液积聚于子宫颈周围，以利精子进入宫腔。

并不陌生的人工授精

人工授精是指将男性精液用人工方法注入女性子宫颈或宫腔内，以协助受孕的方法。人工授精的精液来源可以是丈夫的精液、供者精液、精子悬液，可根据实际情况选择。

人工授精示意图

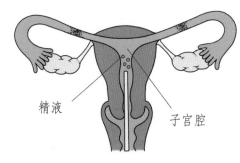

精液

子宫腔

将精液抗原处理后，用特制的细管注入女性的子宫腔内。

解密试管婴儿

在我国民间经常把"体外受精和胚胎移植"（IVF-ET）叫"试管婴儿"。而事实上，体外受精是一种特殊的技术，是把卵子和精子都拿到体外来，让它们在体外人工控制的环境中完成受精过程，然后把早期胚胎移植到女性的子宫中，在子宫中孕育成为胎宝宝。利用体外受精技术产生的婴儿称为试管婴儿。

适合做试管婴儿的情况

严重输卵管疾病，如患盆腔炎导致输卵管堵塞、积水；输卵管结核而子宫内膜正常；异位妊娠术后输卵管堵塞；子宫内膜异位症；男性因素，即少精症、弱精症、畸精症；有遗传性疾病需要做移植前诊断者等。

不适合做试管婴儿的情况

男女任何一方患有严重的精神疾患、泌尿生殖系统急性感染、性传播疾病；患有《母婴保健法》规定的不宜生育的、目前无法进行植入前胚胎遗传学诊断的遗传性疾病；男女任何一方具

有吸毒等严重不良嗜好；男女任何一方接触致畸量的射线、毒物、药品并处于作用期；女方子宫不具备妊娠功能或严重躯体疾病不能承受妊娠。

做试管婴儿可能的并发症

卵巢过度刺激综合征，是一种人体对促排卵药物产生的过度反应，以双侧卵巢多个卵泡发育、卵巢增大、毛细血管通透性异常、异常体液和蛋白外渗进入人体第三间隙为特征而引起的一系列临床症状的并发症。

> **! WOW!**
> 不同的试管婴儿中心成功率有差异，临床治疗成功率受多种因素的影响。

第二章 孕前2个月

67

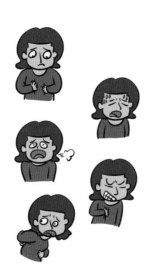

第51天
甲亢女性的备孕

甲状腺功能亢进症简称"甲亢"，是由于甲状腺合成释放过多的甲状腺激素，造成机体代谢亢进和交感神经兴奋，引起心悸、出汗、进食和便次增多和体重减少的病症。

备孕前8周到正规医院的内分泌科检测甲状腺功能，通过静脉采血测定血液中的甲状腺激素水平。

甲状腺功能异常的危害

不孕不育：甲状腺功能异常的女性往往更容易发生月经紊乱、生殖系统发育异常和不孕不育。甲状腺疾病会使女性月经紊乱，排卵功能异常，导致难以怀孕，甲状腺一些抗体存在，可能造成流产。

胎儿智力下降：甲状腺健康关系到下一代的智商，孕妇甲状腺机能减退会造成胎儿脑发育障碍，导致后代智商下降6至8分，尤其孕早期。所以为了下一代的智商，一定要关注甲状腺健康。据统计，全世界有近98%的甲减患者并不知道自己已经患病。女性如果在妊娠时出现甲减，孩子的智力发育和运动能力都明显低于母亲甲状腺激素水平正常的孩子。

出生缺陷：有甲状腺疾病的妇女更可能生下心脏、肾或脑异常、唇裂、腭裂、多指的后代。

轻症甲亢受孕没问题

研究显示，女性比男性更容易遭受甲状腺疾病的侵袭，其数量是男性患者的5~10倍。女性甲状腺疾病发病年龄多在20岁至40岁之间，这与雌激素的影响有关。女性经期、怀孕和生育期间对甲状腺素的需求更多，更容易诱发此病。

许多女性可能在患病之初了解过，甲状腺疾病会影响怀孕，导致各种不良的后果，如流产、早产、胎儿畸形等，因此就非常害怕，担心不能生下健康宝宝。难道得了甲亢就不能怀上健康的宝宝吗？答案是否定的。

甲亢女性只要通过治疗使甲状腺激素保持在正常水平即可准备怀孕。一般而言，轻症甲亢患者及经过治疗后能将甲状腺激素水平控制在正常范围的甲亢患者，可以怀孕，在产科及内科医生的监护下大多可获得良好的怀孕结果。所以备孕女性要有信心。

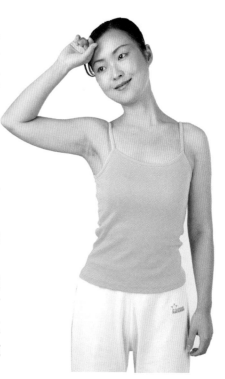

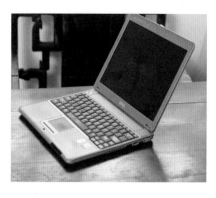

第50天
全方位防辐射

电磁辐射是电子产品工作时会发出的电磁波。专家指出,电磁辐射已成继水源污染、空气污染后的第三大隐形杀手。

备孕防辐射主要防的是电磁辐射,最常见的主要是医学检查,如CT、X射线。吹风机、电脑、手机的辐射都属于是电磁辐射。

容易忽视的辐射

你需要找出隐藏在家中、职场和医院中的辐射源,与它们保持安全距离。最好减少使用手机的时间,不用手机时应放在离自己至少30厘米远的地方;孕前和怀孕初期最好不要暴露于过量的CT之中,避免受到伤害。

需要特别提醒有怀孕计划的女性,在单位体检或者做其他检查需要做放射检查时,一定要告知医生你有近期怀孕的打算。

! WOW!
电脑旁边放杯水或者绿色植物可以吸附一部分的辐射,使办公室白领可以少受辐射的侵害。

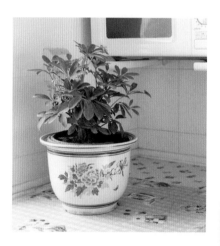

家里、办公室都重视

摆放家用电器:不要把家用电器摆放得过于集中,特别是电视机、电脑、冰箱等,更不宜集中摆放在备孕女性和孕妈妈卧室里,还要注意缩短使用电器的时间。

另外,家用电器在不用的时候要记得拔掉电源。

穿防辐射服:如果你的工作环境必须长时间面对电脑,那么建议在准备怀孕期间就开始穿上防辐射服。

用电脑时间:每天使用电脑的时间不宜超过4小时。孕期前3个月,也就是胎儿器官形成期,尽可能减少使用电脑的时间。

室内通风要记牢,电脑显示屏能产生一种叫溴化二苯并呋喃的致癌物质。所以,放置电脑的房间最好能安装换气扇或者电风扇,倘若没有,上网时尤其要注意通风。

复印机和手机也别忽视:大家往往易忽视复印机和手机的辐射。备孕女性在工作中要减少使用复印机的次数。尽量用座机,如果必须使用手机,也要减少通话时间。

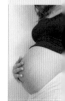

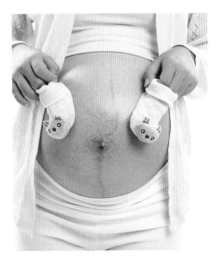

第 49 天
跨越年龄这个障碍

生活中，有些女性可能因为工作、家庭等原因错过了最佳生育年龄，想要宝宝的时候，发现已经成了大龄备孕女性，便开始担心会不会很难怀孕。

大龄妈妈的优势：

具有更强的经济实力；

具有更多的见识与更开阔的视野；

更加成熟；

更加睿智；

心态更平和；

心理承受力更强。

> **大龄备孕女性不必焦虑，一筹莫展是不必的，更不要为错过什么而遗憾。现在和丈夫一起努力吧！**

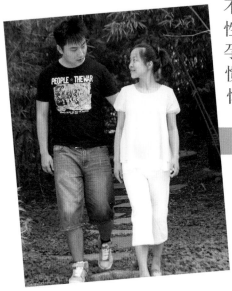

不用过于担心，因为大龄女性只要学会科学备孕，做好孕前检查，戒除不良生活习惯，同时放松心情，是可以怀上健康的宝宝的。

孕。怀孕受多方面的影响，本质上只要你身体健康，能够排出健康的卵子，受精卵能够在子宫内正常着床，就能怀上。也就是说除了年龄，女性的卵巢功能、子宫环境、生活习惯、压力指数都关系到生育能力。

大龄绝不是不孕的障碍

医学上认为，年龄超过35岁怀孕就可以称为"高龄妊娠"，高龄妊娠发生各种疾病的概率会增加很多。

大龄就真的怀不上吗？当然不是，相信你身边绝对有30多岁的女性成功怀孕的例子，所以千万别认为年龄大了就会不

决定要宝宝就不要再拖延

随着年龄的增长，工作压力越来越大，性生活缺少激情，数量和质量都有所下降，这些因素都会降低高龄备孕女性怀孕的概率。因此生殖系统没有任何问题的夫妻，在做出要孩子的决定后就不要再拖延下去了。

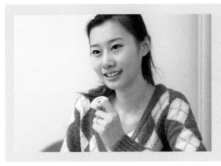

保护好卵巢功能

女性随着年龄的增长，卵巢的功能开始衰退，出现排卵障碍，卵巢不能正常排卵或者排出的卵子质量不好，影响正常的受孕和生育。而且随着年龄增大，雌激素、孕激素减少，不足以维持良好的子宫内膜环境，"土地"不好，受精卵自然也难以着床。因此，女性备孕时就应注意保护卵巢功能，避免可能的伤害。

养成良好的生活习惯

生活有规律、合理膳食、保持睡眠充足、做到劳逸结合等健康有规律的生活习惯，都能帮助保养卵巢。

营养均衡

各种营养丰富的食物中，有很多都可以帮助女性驻颜美容，保养卵巢，比如瘦肉、蔬菜、水果、坚果等，女性应该饮食多样化，保持营养均衡，少食用不利于健康的垃圾食品，做到不吸烟、不喝酒。

尽量少穿塑身内衣

着装应该以宽松舒服为主，避免穿过紧的内衣。

不要有过大的精神压力

长时间处于高度紧张状态下的女性更容易衰老，肌肤容易暗淡无光，并且无精打采，也不利于卵巢的保养。因此，即使有再繁忙的工作，也要保持乐观的精神，不可生活在过强的精神压力下。每天早上起来对着镜子微笑，可抑制压力激素生成，促进全身血液循环，让皮肤更有光泽和弹性，看起来更加容光焕发。

运动

有专家发现缺乏锻炼的女性卵巢早衰现象要比经常锻炼的女性提前很多，由此可见，女性坚持锻炼可使卵巢延缓衰退。

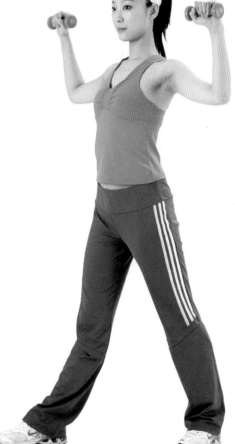

! WOW!

卵巢早衰是导致不孕的元凶之一，卵巢老化并没有特别征兆，因此规划怀孕还是要趁早。

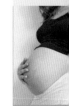

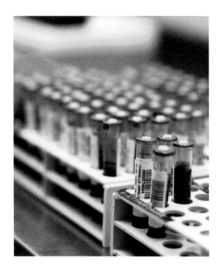

第48天
别让妇科病吓跑好孕

怀孕之前有妇科病的备孕女性一定要先积极地进行妇科治疗，需要彻底治愈后再怀孕。

妇科疾病不容忽视，别让这些疾病影响了受孕和胎儿的健康成长。

有如下问题需要进行妇科检查：

外阴痒，白带（阴道分泌物）多；

下腰部痛，同房后有少量出血；

小腹隐痛；

宫颈充血、水肿；

尿急、尿频。

留住好孕气，远离妇科病，给胎宝宝一个温暖干净的生活空间。

子宫肌瘤

子宫肌瘤主要是由于人体内分泌失调，代谢废物淤积于子宫内而形成的，通常认为与雌激素及其受体、遗传、生长因子、基因突变等因素相关。子宫肌瘤所引起的常见表现有月经量过多、痛经、盆腔压力增加伴有疼痛或生育功能障碍。无明显症状，且无恶变征象者，可定期随诊观察。

重点预防：要保持外阴清洁、干燥。若白带过多，应注意随时冲洗外阴。

调节饮食：应该多食用含蛋白质、维生素的食物。

定期去医院复查：发现子宫肌瘤，肌瘤增大较明显，出血严重，则应进行手术治疗。

阴道炎

这是比较常见的妇科疾病，且发病率较高。虽说这种炎症比较好治疗，康复得快，但如果孕前没有及时根治，可能导致胎宝宝发育停止和流产的发生。

重点预防：若这些炎症的感染处理不当，没有及时治疗，严重者可引发不孕症。因此，建议一旦发现分泌物增多、有异味、外阴瘙痒等症状，应尽快看医生，注意卫生，积极治疗。

出差、旅游在外，不要在酒店、旅馆的浴盆、浴池里浸浴，不要使用酒店提供的消毒毛巾擦拭身体，建议自带毛巾。

同房前后要注意卫生清洁，要清洗干净。

盆腔炎

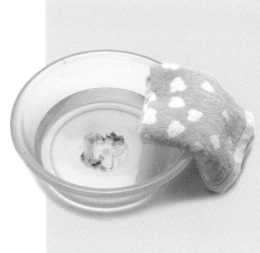

女性盆腔生殖器官及其周围的结缔组织、盆腔腹膜发生炎症时，称为盆腔炎，包括子宫炎、输卵管卵巢炎、盆腔结缔组织炎及盆腔腹膜炎，可一处或几处同时发病，是女性常见病。

盆腔炎症有急性和慢性两类。急性期表现为下腹痛、发热、阴道分泌物增多，腹痛为持续性，活动或性交后加重。若病程迁延可导致慢性盆腔炎。慢性盆腔炎主要症状是下腹部坠胀、疼痛及腰骶部酸痛，常在劳累、性交后及月经前后加剧。其次是月经异常、月经不规则。部分女性可出现精神不振、失眠等症状。往往经久不愈，反复发作，导致输卵管堵塞、不孕、输卵管妊娠，严重影响女性的健康。

宫颈炎症

宫颈糜烂曾经是一个困扰了很多女性的疾病。去做体检，十有八九会被诊断为宫颈糜烂。2008年，医学本科生的第7版《妇产科学》教材取消"宫颈糜烂"病名，以"宫颈柱状上皮异位"取代。

所谓的"宫颈糜烂"，实际上是宫颈受雌激素影响后柱状上皮呈现程度不同的外翻，属正常生理现象。

但如果有白带增多、发黄、有异味等，则是宫颈炎症的表现。宫颈息肉和肥大，也是宫颈慢性炎症的结果。

重点预防：之所以要重视宫颈炎症，是因为它所引发的其他妇科炎症可能会影响受孕和胎宝宝的发育成长。

切忌过度清洁。频繁使用药字号洗液、消毒护垫等，容易破坏阴道弱酸性环境。

单独清洗内裤。病原菌可以在皮肤表面、胃肠道、指甲内等地方大量繁殖。如果家人或自己患有足癣、灰指甲等，就容易造成病原菌交叉感染。所以，内衣裤一定要单独洗，最好用专用的内衣裤除菌液浸泡几分钟。

平时要注意同房前后的清洁，避免不洁同房及经期同房。正确避孕，减少人工流产的伤害。

出门在外，不要使用宾馆的浴盆、要穿着长的睡衣、使用马桶前垫上卫生纸等。同时女性要带好个人的清洁护理用品。

此外，定期检查宫颈很有必要，是预防宫颈癌的有效途径。

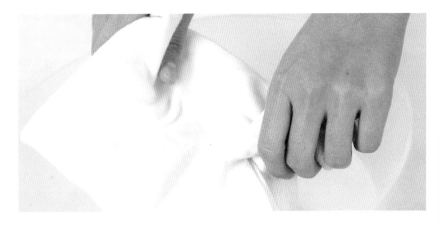

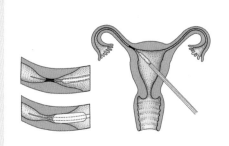

第47天
输卵管堵塞

对于输卵管堵塞，很多情况下女性并无任何不适或者症状，如果长时间未采取任何避孕措施却仍未怀孕，身体也无其他异常，就可以考虑是不是输卵管堵塞了。

输卵管是精子与卵子相遇的地方，一旦堵塞，等于堵塞了通道，导致女性无法受孕。

输卵管堵塞的原因

导致输卵管堵塞有很多原因，不同的患者需要根据自己的病情选择适合的治疗方法，进行有针对性的治疗。

妇科炎症：盆腔炎性疾病是最常见的原因，炎症可使输卵管接受卵子的一端部分或全部闭锁，或者使得输卵管内层黏膜出现粘连，使管腔变窄或闭锁。如果是严重的炎症可以导致输卵管失去柔软蠕动的生理性能，变得僵硬、扭曲，管腔完全堵塞，最终失去运送受精卵的能力。

子宫内膜异位症

有20%~40%的不孕妇女患有子宫内膜异位症，这是导致不孕的重要原因。因异位的子宫内膜会发生周期性出血，久而久之导致盆腔内粘连形成，造成输卵管与周围组织粘连或梗阻，不能摄取卵子或影响受精卵通过而导致不孕。

输卵管先天性发育异常

输卵管阻塞或通而不畅占女性不孕的1/3。输卵管发育不完全，这是先天性的。这种输卵管发育不完全的现象十分少见，也不容易发现，常常与生殖道发育异常并存。输卵管发育不完全容易使得表层变薄、开放、收缩的能力比较低，从而影响精子以及卵子的传递。

疏通输卵管的方法

针对输卵管性不孕，临床上主要通过手术方法尽可能恢复输卵管形态和功能。若无法使输卵管腔恢复通畅，可行辅助生殖技术助孕。手术方法的选择需要根据输卵管情况来初步判定。若堵塞位于间质部或峡部，可进行选择性输卵管造影；若伞端粘连伴有包裹性积液，则可选择腹腔镜手术；若伞端粘连伴有宫腔粘连，则可选择宫腹腔镜联合手术。

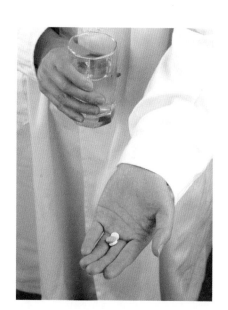

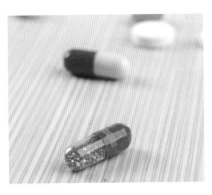

第46天
中药西药都有禁忌

千万别乱吃药，遵循医嘱是常识，不经医嘱擅自服药都会埋下健康隐患，尤其是备孕夫妻，在正常情况下备孕期间最好别服用任何药物。

不仅是怀孕期，孕前因病或其他原因服药时也要特别注意，中药西药都需要警惕其药性。

孕前服药不可随意

研究表明，许多药物会影响精子与卵子的质量，或者使胎宝宝致畸。一些药在体内停留和发生作用的时间比较长，即使是孕前服用的，残留的药物也会对胎宝宝产生影响。激素、某些抗生素、止吐药、抗癌药、安眠药等，都会对生殖细胞产生一定程度的影响；抗组胺药、抗癌药、咖啡因、吗啡、类固醇、利尿药等会对男性的精子质量产生不良影响。这些药物不仅可致新生儿缺陷，还可导致婴儿发育迟缓、行为异常等。

因此，不管男性还是女性，

！ WOW!

有慢性病的女性，在怀孕之前应该详细咨询医生，医生可能要对其是否适宜怀孕做出判断。

在计划怀孕前3个月服药都应当慎重。如有疾病必须治疗，应该告诉医生你们有怀孕计划，尽量选用不会对受孕或胎宝宝有不良影响的治疗方案。但值得注意的是，药物的致畸效应是相对的，而不是绝对的。

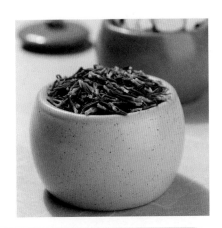

中草药并不是百分百安全

很多人迷信中药，认为只要是中药，就没有任何副作用，或者副作用非常小。近几年的优生遗传研究证实，部分中草药对孕妈妈和胎宝宝有不良影响。比如，红花、枳实、蒲黄、麝香、当归等，具有兴奋子宫的作用，易导致宫内胎宝宝缺血缺氧，致使胎宝宝发育不良和畸形，甚至引起流产、早产；大黄、芒硝、大戟、商陆、巴豆、芫花、牵牛子、甘遂等中草药，可通过刺激肠道，反射性引起子宫强烈收缩，导致流产、早产；斑蝥、生南星、附子、乌头、一枝蒿、川椒、蜈蚣、甘遂、芫花、朱砂、雄黄、大戟、商陆、巴豆等，本身就具有一定的毒性，它们所含的各种生物碱和化学成分十分复杂，有的可直接或间接影响胎宝宝的生长发育。

需要警惕的是，许多有毒副作用的中草药，常以配方药形式出现在中成药之中。

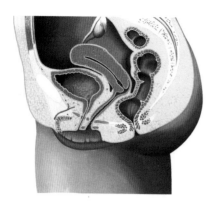

第45天
月经不调尽早调理

临床上很多不孕患者都有月经不调的各种表现，部分属于排卵功能异常所致的月经不调，可引起不孕。

对于月经不准时的女性，排卵期也不准，受孕老抓不住时机。精心调理，把握排卵规律，提高受孕率是重点。

一个月经周期分为卵泡期、排卵期、黄体期三个时期。

一般情况下，卵泡期由月经第1天开始至卵巢排卵止，历时14天左右。

但因为雌激素和孕激素的调节作用，有些人这个阶段发展得快些，有些人慢些，而排卵日到下次月经来的时间是不变的，所以才会出现月经周期因人而异的现象。

> 月经不调需对症下药，找准排卵期是关键。

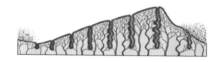

月经不调的症状

月经不调是一类妇科疾病的俗称，月经正常与否是女性内分泌系统和生殖系统功能是否正常的重要表现。正常的月经周期是28天左右，经期3~7天，经色正红、经量适中，没有异常血块。

经期提前：月经提前指月经周期缩短，短于21天，而且连续出现2个周期以上，属于排卵型功能失调性子宫出血或者无排卵型月经，基础体温呈双相型。卵泡期短，仅七八天，或黄体期短于10天，或体温上升不足0.5℃。

经期延迟：月经错后7天以上，甚至40~50天一行，并连续出现两个月经周期以上。有排卵者，基础体温双相，但卵泡期长，高温相偏低；无排卵者，基础体温单相。

经期延长：月经周期正常，经期延长，经期超过7天以上，甚至2周方净。有炎症者平时小腹疼痛，经期加重，平时白带量多，色黄或黄白、质稠、有味。黄体萎缩不全者同时伴有月经量多；子宫内膜修复延长者在正常月经期后，仍有少量持续性阴道出血。

月经失调及月经先后不定期：月经提前或延迟，周期或短于21天，或长于35天，且连续三个月经周期以上。

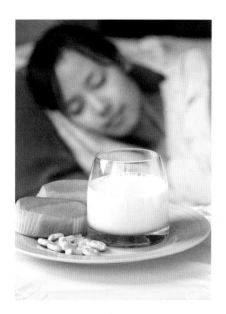

月经不调是不孕的早期信号

为什么说月经不调可能导致不孕呢？

月经不调会影响正常的排卵：月经不调直接影响女性的正常排卵，其中以无排卵型月经最常见，因为无排卵，必然会造成不孕。无排卵型月经，主要表现为经期缩短少于 21 天，稀发月经几月来一次，月经淋漓不尽，经量过多等。

潜藏的疾病会阻碍精卵结合：引起月经不调的主要原因是妇科疾病，如妇科炎症和子宫内膜异位症等，妇科肿瘤如子宫肌瘤、卵巢囊肿、多囊卵巢综合征等，这些妇科疾病会影响甚至阻碍精卵的结合，导致不孕。

有全身疾病如白血病、血小板减少性紫癜等，也可引起月经过多而影响怀孕。

月经过少可能跟卵巢先天性发育不良或后天性功能过度抑制有关，可能会导致卵巢排卵功能障碍及子宫内膜增生不足，从而影响生育。

渐渐加重的痛经则表示有患子宫内膜异位症的可能，此疾病也可导致不孕。

！WOW!
很多月经不调的女性都在医生指导下顺利怀孕和分娩，生理、心理两手抓，看看哪方跑偏纠正哪方。

月经不调在孕前就应该调理好

如果你有月经不调的历史，医生可能会安排你进行性激素六项的测定，包括促卵泡成熟激素、促黄体生成素、雌激素和孕激素、泌乳素、雄激素这六项性激素。通过检测结果了解你月经不调、不孕或流产的原因，进行相应的指导。必要时还可能检查你的甲状腺功能。

根据检查结果，调理月经，月经、排卵规律后可备孕。肾脏、卵巢在女性月经不调的过程中起决定性作用，两者紧密联系，缺一不可，靠单一补肾或单一养卵巢都无法从根本上达到调理月经的目的。所以补肾、养卵巢同时

进行，才能更好地解决月经不调。

除了到医院请医生诊断和治疗外，生活细节也不可忽略：应该避免熬夜、过度劳累，作息要规律；经期勿冒雨涉水，避免使小腹受寒；多吃含有铁和滋补性的食物；调整自己的心态，保持情绪平和。没有严重的内分泌功能失调，只要改善了生活方式，月经就慢慢恢复正常了。月经不调的备孕女性尤其应避免大的精神刺激，防寒防潮，不要过度节食，规律作息，多吃补气补血的食物，这样才能有"好孕"。

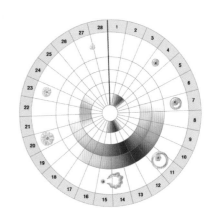

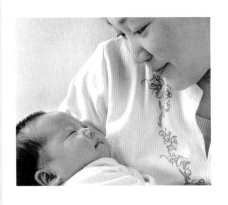

第44天
乙肝患者备孕要充分

乙肝是一种病毒性肝炎，具有较强的传染性，危害着人体肝脏的健康，并且对于人体的消化系统、神经系统、血液系统、心脏等都会产生严重的影响。患有乙肝问题的女性处于备孕期，需要好好地考量一下自身的健康程度，配合医生安排备孕事宜。

患乙肝的女性应该首先搞清楚自己病情的轻重程度，然后再决定是否怀孕。

乙肝病毒母婴传播的途径

乙肝病毒母婴传播的途径有以下几种：

孕期通过胎盘引起宫内感染，发生率为 10%~50%。孕妇血清中 HBV-DNA 浓度越高，则感染率就越高。"大三阳"（血清中乙肝表面抗原 HBSAg 和乙肝核心抗原 HBeAg 均为阳性）的孕妇血清中 HBV-DNA 浓度一般比较高，胎盘传播率可达 88%~90%。但怀孕早期胎儿不易发生感染。而分娩时通过羊水、血、阴道分泌物易引起感染。产后母乳喂养时，也可通过乳汁传播给新生儿。如果实施产前产后主被动联合免疫进行全程干预，能使乙肝病毒的母婴传播的阻断率增至 90% 以上。

分清症型再怀孕

乙型病毒性肝炎（乙肝）是由乙型肝炎病毒引起的一种世界性疾病。本病主要通过血液、母婴和性接触进行传播。对于身患乙肝的男方，到底父婴传播的风险有多大，目前存在争议。当然，等病毒 DNA 检测转阴、肝功能正常再怀孕，是最安全不过的了。

乙肝女性患者是否能够怀孕，最好听专家的建议。

如果属于长期肝功能正常的病毒携带者，可以考虑怀孕。

如果肝功能异常，表示肝炎正处于活动期。这时应该避免怀孕。活动性肝炎患者经治疗后，病情稳定，肝功能正常半年以上，怀孕较为安全。

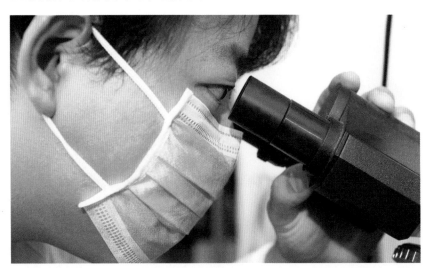

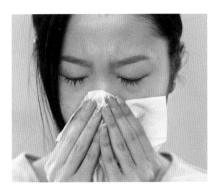

第43天
过敏体质对受孕的影响

过敏体质的人，与正常体质的人相比，更容易患上各种各样的过敏性疾病，如过敏性鼻炎、过敏性哮喘、荨麻疹、湿疹等。父母有过敏体质的，将来孩子得过敏性疾病的概率也会比其他的孩子有所增加。

过敏体质的女性，正准备怀孕或者刚得知怀孕时，应该多了解一些这方面的知识，做到心中有数。

过敏体质可能会产生抗精子抗体

所谓的过敏体质就是女性体内的免疫系统处于紊乱状态，出现了原本不该出现的抗体，如抗精子抗体。精子一进入女性体内就被抗精子抗体杀伤了，导致怀孕概率降低。还有透明带抗体，透明带是卵子表面的一种结构，女性体内如果存在透明带抗体，精子一旦跟透明带结合，就会导致卵子受损，受损的卵子受精概率极低，即使受孕也容易流产。

过敏体质的人还容易诱发免疫性自然流产，如 ABO 溶血、磷脂抗体、封闭抗体过低等，这些流产都是和免疫相关的。

最大限度避免接触过敏原

过敏体质的人在接触到过敏原时，身体会自动识别并认为这是有害物质，于是激活体内的过敏介导细胞，释放出过敏介质，从而出现各种免疫变态反应性疾病。过敏体质的人相对更容易发生过敏反应，如鼻塞、流清鼻涕、眼睛痒、气喘、皮肤红斑、风疹、腹泻等。

常见的过敏原有花粉、灰尘、动物皮毛、霉菌、海产品等。

过敏体质者需注意室内要通风换气，床单、被褥要经常洗晒。

孕前 3 个月，尽量别吃抗过敏药

有些过敏反应症状比较轻，一段时间后会自行好转，有些则需要靠药物来控制。可"是药三分毒"，建议过敏体质的女性备孕时尽量别吃抗过敏药。

! WOW!
母乳中特有的免疫因子，有利于提高宝宝的免疫力，能帮助宝宝更好地抵抗过敏原。

对于一些有气喘等需要长期服药的过敏体质女性，在准备怀孕阶段，最好还是请专业的医师先评估药物的安全性，选择对胎儿没有伤害的药物或是减少药物剂量，并遵医嘱执行，切不可擅自服用、停药或是减少药量，以免影响母婴健康。

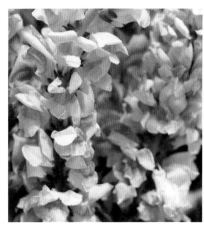

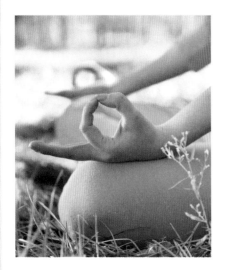

第42天
助孕运动让女性保持生育力

女人拥有持续健康的孕力其实并不难。以下的运动都是维持孕力的方式。你可以选择其中的一种或多种循序渐进开始锻炼。

备孕女性运动注意事项：

脱掉高跟鞋，换上运动鞋；

要穿全棉运动衣；

晚餐后和丈夫一起散步；

坚持每天运动至少30分钟；

运动项目交替进行。

没有大把的时间耗在健身房？没有精力去分析各种方法的有效性？没有问题，女人拥有持续健康的孕力，其实并不难。

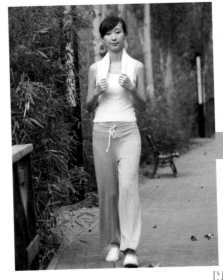

无论是细碎的时间还是整段时间，都可以利用起来，运动过后你的身体会跟以前不一样。

TOP1：走路

走路作为一种运动方式，对孕力的保持和提高非常有益。你可以利用琐碎的时间走路，例如饭后散步、走路上班、走路买菜……通过走路来加强你的孕力，还可以增强我们的心肺功能，加速血液循环。另外，因为走路不是很激烈的运动，所以受伤的机会也很小，非常适合备孕女性。

TOP2：瑜伽

瑜伽的重点在身心的平衡，所以进行瑜伽的练习可以消除浮躁紧张的情绪。其次，练习瑜伽可以增强肌肉的张力，增强身体的平衡感，提高整个肌肉组织的柔韧度和灵活度。同时刺激控制激素分泌的腺体，加速血液循环。另外，瑜伽还能够很好地控制呼吸，练习瑜伽的过程就是对内部器官的按摩过程，同样是一种对女性孕力非常有益的运动方式，适合身心都想保持年轻、活力的你。

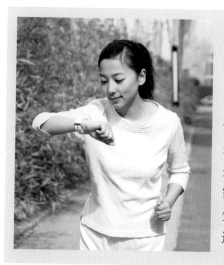

TOP3：慢跑

对于少有运动习惯的女人来说，一下子进行强度太大的运动，例如 1000 米快跑对身体并没有什么好处。对于女人来说，容易坚持的运动方式才是最好的。因为好的运动习惯需要坚持，保持孕力是女人一生的事业，所以慢跑才是你的选择。

慢跑的主要功效和走路是一样的，但是强度要大于走路，能够更有效地增加腿部的肌肉耐力。我们要注意的是鞋子的选择，一定要选专门跑步用的鞋子，而不是时装运动鞋之类。因为专门的跑鞋有很好的减震功能，可有效降低腿部关节在慢跑中所要承受的压力。

TOP4：游泳

在水中因为有浮力反作用于重力，所以关节很放松，整个人和情绪也都很放松，不会僵硬，这样运动伤害的概率会很小。

其次，游泳时水的温度一般低于我们的体温，所以需要燃烧更多的热量去维持我们的体温，这就意味着，在同样时间同样强度的运动中游泳会消耗更多的热量。

游泳是一种全身均衡的运动，你身体的各部分都能锻炼到。这是一个对协调性要求很高的运动。而女性在分娩过程中同样也需要协调身体各部分的肌肉，才能顺利生产。因此几种不同泳姿的变换，持之以恒的锻炼，都能最大限度地增加你身体的协调性。

TOP5：普拉提

普拉提是适合任何年龄段女性进行的运动方式，特别是那些缺少运动、长时间与电脑打交道的朝九晚五的上班族。另外，普拉提对腰腹的锻炼作用是非常明显的，而塑造结实的腰腹肌肉

组群对女性日后的怀孕和生产都十分重要。在怀孕前练习普拉提的女性，自然分娩率明显提高。因为常常做这项运动的女性的腰腹肌肉更强健。

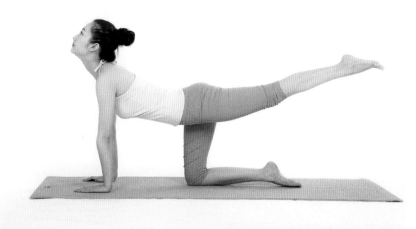

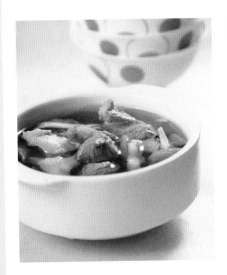

第41天
流产后的再孕

流产的原因不明、年龄情况不同、身体况状不同，需要不同的处理。

坐好"小月子"：

需调养1个月；

保证足够的睡眠；

避免大量剧烈运动；

避免着凉；

多吃维生素、蛋白质含量较高的食物。

自然流产可以被认为是一种有利于优生的自然淘汰，不必为此忧虑。愉快的情绪会加快流产后身体的康复，有益于再孕。

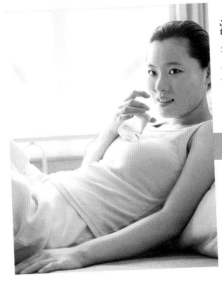

流产后至少三个月，或半年至一年之间不可怀孕。如果是反复流产，还要尽可能查清原因后再怀孕。

流产对身体影响的程度不同

流产（胎停）做过清宫的女性，需调理3~6个月，若月经比较规律、不良体质因素得以纠正、各项指标基本正常后，即可再次怀孕。

症状轻微的自然流产者，比如是生化妊娠，因其对子宫内膜的创伤、对性腺轴的影响很小，所以经调理有过一次规律月经，且各项指标基本正常，第二个月就可以试孕了。

无论自然流产、药流还是人流，绝大部分都是非常安全的，对身体的伤害很小。因此不是所有的流产患者都需要3~6个月的恢复期。

尊重自然规律

出现了早孕流产征兆，很多孕妈妈就会在保胎上费尽心思，其实大部分早孕流产没必要保胎。如果流产的主要原因是胚胎本身的染色体异常，那就说明胚胎有问题，这时候的流产就是自然淘汰的过程，没必要人为地保下一个有先天缺陷的胚胎。

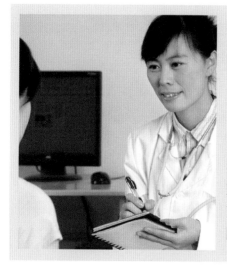

自然流产要查明原因

可从遗传因素考虑，主要是男方的精子、女方的卵子、双方的染色体。还要查内分泌激素，ABO 溶血、妇科疾病、母胎的免疫有没有问题。再者还要看看有没有身外病毒感染，比如 TORCH 病毒感染等。要多方面找原因，把可能的因素排除后，再考虑备孕。

对自然流产后，子宫内膜剥落得比较干净，不需要做清宫手术的女性来说，不会造成子宫损伤，子宫会很快复原，一般等待 2 个或以上月经周期即可再怀孕。但是，如果进行了损伤性的清宫手术，则需要休养半年以上再怀孕。当然，具体再孕时间还是要听从医生的建议。

胚胎停育后，再备孕需做检查

胚胎停育后，首先要做的是清宫，然后好好调养身体，建议半年以后再考虑怀孕。为了能孕育健康的宝宝，建议胚胎停育发生两次以上的做一些检查来确定身体的情况。

胚胎停育后的常规检查项目有：血常规、尿常规、肝功能（乙肝五项）、胸片、妇科内分泌全套、白带常规、染色体检测、全身体格检查等。具体的检查项目需要临床医生根据患者的个人情况来给出。

流产后多久可以同房

无论是自然流产还是人工流产，建议 1 个月后才能同房。因为流产后子宫颈的黏液栓还未形成，不能有效阻止细菌入侵。同时，子宫内膜呈创伤状态，一旦感染，容易引起子宫内膜炎、输卵管炎等而造成不孕。所以，女性流产后至少 1 个月内禁止性生活，待第 1 次月经干净后应复查身体的恢复情况，最好是等身体恢复良好后再同房。

另外，流产后女性的生殖器官、阴道等都极易发生感染，尤其要注意私处卫生，尽量避免盆浴。

! WOW! 自然流产后经一段时间调养后再妊娠，对女性的心理健康有益，可以增强怀孕的信心。

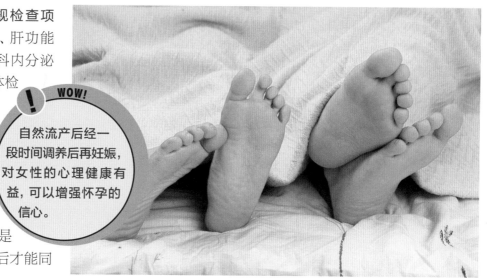

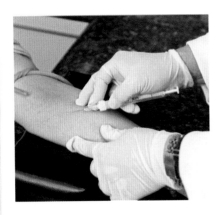

第 40 天
ABO 血型遗传

人类血型有很多种，而每一种血型系统都是由遗传因子决定的，并具有免疫学特性。最常见的血型系统为 ABO 血型。

血型是以 A、B、O 三种遗传因子的组合而决定的，一般根据父母的血型即可判断出以后出生的小宝宝可能出现的血型。

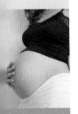

一般来说血型是终生不变的

血型泛指高等动物和人类血液中的红细胞、白细胞、血小板以及各种血浆蛋白质的抗原型别，我们通常所说的血型仅指红细胞抗原的型别，即我们平常是通过红细胞表面的某种物质来划分不同血型的，目前常用的有 ABO 血型和 Rh 血型。

血型作为一种遗传性状很少受环境的影响，是极好的遗传标志，可用于亲子鉴定、疾病关联分析和人种演化研究。

ABO 血型系统的基因位点在第 9 对染色体上。人的 ABO 血型受控于 A、B、O 三个基因，但每个人体细胞内的第 9 对染色体上只有两个 ABO 系统基因，即为 AO、AA、BO、BB、AB、OO 中的一对等位基因，其中 A 和 B 基因为显性基因，O 基因为隐性基因。

Rh 血型和 ABO 血型一样，是一种血型分类，凡是人体血液红细胞上有 Rh 凝集原者，为 Rh 阳性。反之为阴性。Rh 阳性血型在我国汉族及大多数民族中约占 99.7%，个别少数民族约为 90%。在中国，Rh 阴性血型只占 0.3%~0.4%，属稀有血型。

血型的遗传规律

血型遗传规律表		
父母血型	子女会出现的血型	子女不会出现的血型
O 与 O	O	A、B、AB
A 与 O	A、O	B、AB
A 与 A	A、O	B、AB
A 与 B	A、B、AB、O	——
A 与 AB	A、B、AB	O
B 与 O	B、O	A、AB
B 与 B	B、O	A、AB
B 与 AB	A、B、AB	O
AB 与 O	A、B	O、AB
AB 与 AB	A、B、AB	O

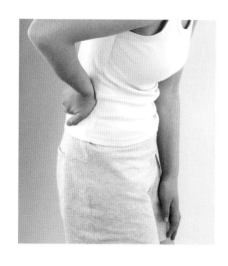

第39天
别把痛经不当回事

一些未婚的女性痛经多属于生理性疼痛，吃点止痛药或妇科活血化瘀药物，疼痛即可缓解；但有些女性结婚后怀过孕或分娩过，仍出现严重的痛经，则可能因子宫内膜异位症、盆腔炎等所致，为病理性痛经。

不论什么原因导致的痛经，都不能忍着不治。出现痛经症状尽早到医院检查，以便及时发现一些妇科疾病。

原发、继发痛经不是一回事

痛经，分为原发痛经和继发痛经。原发痛经指从第一次来月经就一直是痛的，不是日积月累的过程，90%以上的痛经都是这种类型。

继发痛经指有明确病因，因盆腔器质性疾病导致的经期腹痛，常在初潮后数年发生，如子宫内膜异位症。

继发痛经在表现上就是以前不痛，现在痛了。继发痛经还可能表现为渐进性的痛经，就是疼得越来越厉害，就像内膜样囊肿一样，原来没有这个囊肿，后来有了，越来越大，子宫肌腺症也是这种情况。所以，一定要知道自己是哪种类型的痛经。

原发痛经一般不影响受孕

原发痛经与子宫内膜分泌的前列腺素有关，女性经过妊娠，前列腺素释放逐渐减少，原发痛经的程度会越来越轻。这也就是为什么总听医生说，结婚生了孩子，痛经就好了。

患有原发痛经的女性在日常生活中要注意卫生及保暖，不要吃生冷的东西。在月经期间要多吃一些温补的食物，如牛羊肉，还可以适当喝些米酒、曲酒等，有散瘀缓痛的作用。少吃寒性的食物，如鸭肉；还有一些刺激性的食物也尽量不要食用。

继发痛经有可能会影响怀孕

继发痛经又称为器质性痛经，是因为女性的生殖器官发生了病变引起的，很有可能会影响受孕，所以在备孕前一定要治好。要治疗这类痛经，要找到痛经的原发病，这样才能从根本上解决痛经。因此出现继发痛经，一定要及时去医院查明原因，听从医生建议对症治疗。

中医治疗继发痛经有一定的优势，往往是从根本上治疗引起痛经的疾病，只要能坚持，根治继发痛经也是有可能的。但是中医治疗都是从月经干净后开始服药，然后观察下一次月经来后的效果，再根据疗效调整用药，见效相对较慢，所以很多人都不能持之以恒。

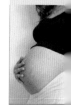

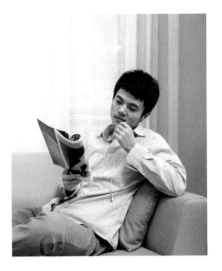

第 38 天
想当爹有些小事要注意

男性备育的侧重点与女性不同，需要做好一些保健措施，让精子的质量达到最优，孕育健康和聪明的孩子。

备育男性注意事项：

改善生活习惯；

增进与妻子的感情；

保持健康的心理；

坚持体育锻炼；

保证科学的饮食。

> 你的行动力和改变，会让妻子有安全感，并增强备孕成功的信心。

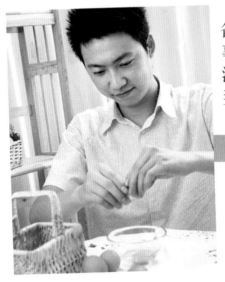

备孕不是妻子一个人的事，备育男性的一些生活习惯也可能会影响到妻子的受孕。

手机别放裤兜里

研究发现，经常携带和使用手机（每天超过 4 小时）的男性精子数目会减少 30%。有些男性喜欢把手机塞在裤子口袋里，这对精子威胁更大。男性的生殖细胞和精子对电磁辐射非常敏感。

少穿紧身牛仔裤

紧身牛仔裤会压迫男性生殖器官，长期压迫会造成阴茎弯曲；且牛仔裤不透气，散热不好，会造成阴囊温度升高，从而影响精子的生成，雄性激素的分泌也会减少，进而可能造成不育；此外紧身牛仔裤还会使阴囊处于密闭状态，空气不流通，就容易滋生细菌，引发生殖器官的炎症。这些都是容易导致不育的因素。

所以备育男性应尽量穿宽松的衣服，并注意保持私处卫生，这样才能换来宝宝的健康和幸福。

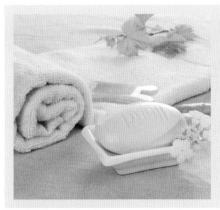

先别蒸桑拿、泡温泉了

桑拿浴能够加快血液循环，使全身各部位肌肉得到完全放松，因此，不少男性喜欢经常泡桑拿浴，以解除身心疲劳。然而过于频繁泡桑拿，可能造成不育。

睾丸是产生精子的器官，在 35.5℃ ~36.5℃ 的恒温条件下精子才能正常发育。一般桑拿室温度可达 40℃ 以上，这会严重影响精子的生长发育，导致弱精、死精等病症。专家建议，对于想要宝宝的男士，洗桑拿并不是绝对不可以，但不要过于频繁。

注意远离高温环境

男性的性器官阴囊内包裹着睾丸，睾丸是产生精子的地方。阴囊对温度的变化非常敏感。医学发现，阴囊内温度比身体内温度低 1℃ ~1.5℃，即 35.5℃ ~36.5℃，这是产生精子最适宜的温度。若阴囊内温度过高，精子产生就会出现障碍。若备育男性使阴囊长时间处于高温环境中，可能会出现精子数量减少、成活率低，甚至精子发育不完全等情况。

因此，备育男性应在备育前 3 个月远离高温环境，以确保精子的健康。此外，备育男性应尽量避免导致阴囊温度过高的行为，使用笔记本电脑时也不宜将笔记本电脑放在腿上，因为笔记本电脑发热会使男性生殖区域温度增高。如果工作处于高温环境下，先暂时调离一段时间，待妻子怀孕后再返回工作岗位。

暂时告别高强度骑车运动

研究表明，每周骑自行车时间累计超过 5 小时的男性，相比其他男性的精子数量和精子活性都有所下降。数据显示，在缺少锻炼的男性群体中，23% 的人精子数量偏低；而每周骑车超过 5 个小时的"骑车男"群体中，这一数值升至 31%。

另外，40% 的"骑车男"精子活性不足，同样高于不运动男性。阴囊受伤或阴囊部位升温是骑车运动导致精子健康度下降的原因。备育男性应暂时避免强度过大的骑车运动，这样才有利于优生优育。

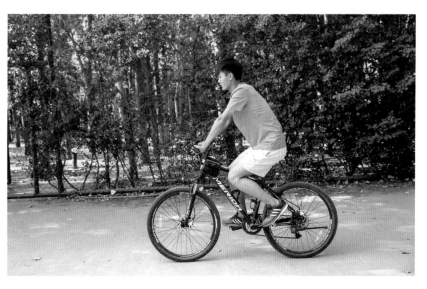

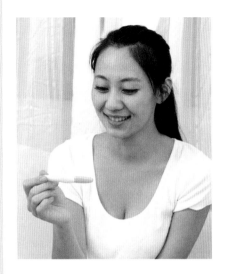

第37天
备孕很重要但不是唯一

对待要孩子这件事，备孕夫妻不能太过重视，给自己造成无形的压力。一些夫妻为了在排卵期同房而推掉或取消其他正常的社会活动，这种做法其实给夫妻双方都造成了心理压力。

如何调节备孕期心理：

坚持上班工作，适当避免出差、加班；业余生活要安排充实，找自己喜欢的事情做，分散注意力；

保养身体也是学问，购物、读书、锻炼身体、心理疏导、音乐艺术等修身养性的事情同样重要。

"

夫妻应该加强感情沟通，备育中的丈夫也很脆弱，夫妻两人应该共同面对困难，互相支持，互相鼓励，共同承担。

"

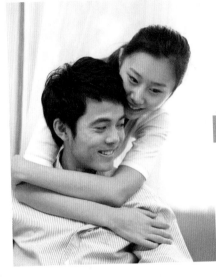

别把备孕当成唯一"正事"

备孕夫妻切忌把要孩子当成唯一"正事"。有些备孕女性天天测体温，总在计算排卵日，空闲时间都在泡各种备孕的论坛。注意力太集中于生孩子这件事情上，任何细微的情况都会无形中被放大，患得患失。只要夫妻双方身体没有问题，孩子自然会来的。

备孕应该顺其自然，注意力太集中于生孩子这件事情上，患得患失，紧张焦虑，顾虑重重，反而不利于顺利怀孕。

没事别疑心自己不孕

有些女性备孕了好几个月，却始终没有怀上，就开始担心自己是不是身体有问题，会不会得了不孕症。其实就正常备孕的夫妻来讲，如果不采用避孕节育措施，约有60%的育龄夫妻在结婚后的6个月内怀孕，80%在9个月内怀孕，85%~90%在1年内怀孕，约有4%在结婚后第二年怀孕。而不孕症是指有正常性生活、未采取避孕节育措施，2年后女方未能怀孕。所以一段时间内没有怀孕，并不能说是不孕。

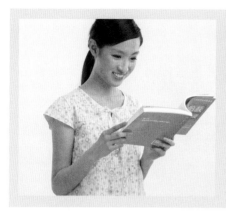

不要太刻板完全照搬书本

谁都想要一个健康聪明的宝宝，所以，很多备孕夫妻恨不能完全按照书上说的来做，偏差一点都担心得像犯了大错。其实，备孕的宗旨是生活健康、心情放松，并不需要精确到每个营养素都严格按照标准来摄取，更不需要每个生活细节都恪守戒律。

备孕夫妻应以一种平和自然的心境迎接宝宝的到来，以愉快、积极的心态对待孕期将发生的变化，坚信自己能够孕育出一个优质的小生命，这样，宝宝才会健康聪明。

忌求子心切

许多备孕夫妻在决定要孩子后，会不由自主地期待快点怀上宝宝，升级当孕妈准爸。适度的期待是好的，但是有些夫妻会因为太过期待，又没有很快怀上，产生紧张的情绪。这种求子心切的心情是可以理解的，但备孕夫妻应该注意适度调节，避免备孕期情绪过度紧张。

情绪紧张会导致肾上腺皮质激素分泌过多，打乱人体激素平衡；减弱性欲，性冲动减少；导致血管收缩，限制男性制造精子时所需的血液流动；使男性精液容量降低，畸形精子数量增加；还会打乱女性正常的生理周期等。

选择正确的放松方式

有时候工作了一天，会觉得非常疲劳，很多人最想做的事情是睡上一觉。对于以脑力劳动为主的备孕夫妻来说，去游泳半小时，或者慢跑，更容易缓解疲劳。变换一下放松方式，就可以得到比睡眠还好的休息效果。需要注意的是，K 歌、蹦迪、饮酒并不是最好的放松方式，尤其不适合备孕夫妻。

学习一门语言，看看画展，听听音乐会……都是不错的休息方式。不同性质的、有意义的活动穿插着进行，不会使你更累，相反，你可能因此而神采飞扬，精神抖擞，生活充实。

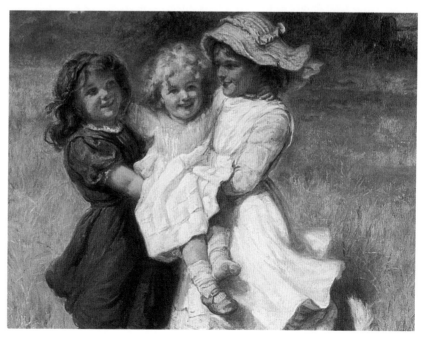

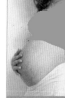

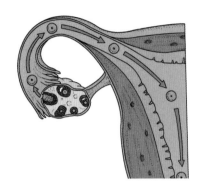

第36天
当备孕遇上卵巢囊肿

卵巢囊肿的发病人群已经出现年轻化趋势，有些备孕女性也受到这个病症的困扰，迟迟不能怀孕。

检查出有卵巢囊肿先别慌，一定要积极配合治疗，受孕希望还是很高的。

治疗一定要及时

女性在检查出患有卵巢囊肿时，一定要记住最好先不受孕，而是应该先治疗疾病。这是由于囊肿如果得不到控制会越来越大，会挤压到女性的子宫，而怀孕后随着胎儿的生长，子宫在双重的挤压下，就会承受不了，易导致流产或早产的发生。

卵巢囊肿的治疗考虑两个方面，一是它的性质，二是它的大小。大多数卵巢囊肿都是良性的，且许多肿块可能会自行缩小，所以可能根本不影响怀孕，也不需要特别的治疗。如果囊肿过大或有恶化倾向（如增长过快），影响正常排卵，这时就要进行药物治疗或者手术治疗，一般建议在治疗后再怀孕。现在手术治疗后成功受孕的例子很多，备孕女性不用太过担心。

卵巢囊肿的症状

"卵巢囊肿"，顾名思义就是指卵巢内部或表面生成肿块，它是卵巢肿瘤的表现形态之一，有部分是生理性的囊肿，是排卵后形成的，可以自行消失。病理性的囊肿，发病因素可能与遗传、环境、生活方式和内分泌等因素有关。

卵巢囊肿的主要症状表现为：

1. 当卵巢囊肿生长过快过大时就会影响卵巢的血运和排卵。

2. 卵巢囊肿如果有内分泌功能，会由于含肿瘤组织成分的不同，产生某些相应的激素。从而干扰了卵巢激素的正常分泌和排卵，导致女性闭经、子宫出血、多毛等现象。

3. 女性卵巢囊肿要是出现急慢性扭转、破裂症状，会影响卵巢血运，甚至引起坏死，出现卵巢功能障碍和不排卵，从而对女性的生育能力造成影响。

4. 恶性病变或巨大肿瘤会使大部分卵巢组织破坏，使卵巢功能失调、不排卵，或者与周围组织粘连，及阻塞输卵管等，均可造成不孕。

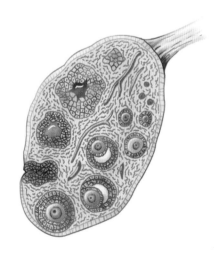

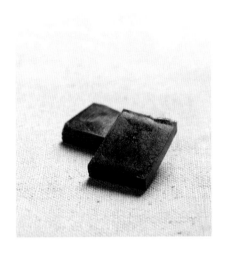

第 35 天
贫血不是小事

备孕女性在孕前患有贫血，不要着急怀孕，就是正常的女性也容易出现生理性贫血，所以孕前一定要把贫血调理好。

怀孕以后孕妈妈的血液要供给两个人来使用，这时候对血的需求量就会增大，会加重贫血。

孕期贫血害处大

女性妊娠时期，由于要供应胎儿的需要，母体的血容量会比正常时增加约35%，其中血浆增加相对比红细胞增加多，血浆增加约1000毫升，红细胞增加约500毫升，致使血液稀释。怀孕期贫血可能会使孕妈妈发生贫血性心脏病、产后出血、产后感染、心力衰竭等。而且胎宝宝也易发生官内发育迟缓，出现自然流产或早产等。新生儿也有可能会营养不良，或患上一些胎源性疾病，这是会影响宝宝一辈子的疾病。

在贫血得到治疗、各种指标达到或接近正常值时，才可以怀孕，怀孕后还要定期检查，继续防治。

! WOW!
平时的早餐吃一个鸡蛋，每天一杯红枣茶。周末要给自己煲点排骨汤，补充营养，增加铁质。

缺铁性贫血先要药补

如果被确诊为缺铁性贫血，首先应及时在医生的指导下服用补铁的药物，尽快纠正贫血。等到贫血纠正后，可以继续在医生指导下服用补铁剂维持治疗。补铁剂种类比较多，只需要遵医嘱就可以，切忌私自加大补铁药物的服用剂量。医生一般会建议在服用铁剂时，同时服用维生素C，这是为了更好地促进铁吸收。

贫血的食补原则

多吃含铁丰富的食物。动物肝脏富含矿物质，像鸡肝、猪肝等，一周吃两次。鸭血汤、蛋黄、瘦肉、豆类、菠菜、苋菜、西红柿、红枣等食物含铁量都较高，可经常吃。

食物要多样化。多吃含维生素C丰富的果蔬，经常进食牛奶、胡萝卜、蛋黄，这些食物可以补充维生素A，维生素C和维生素A均有助于铁的吸收。没时间做饭的职业女性，可带些自己喜欢的牛肉干、卤鸡蛋、葡萄干、牛奶、水果等上班。三餐间补充些零食，也不失为纠正贫血的好方法。

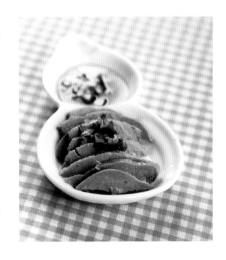

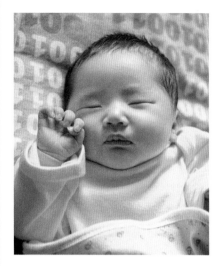

第34天
遗传学咨询和检查

基因是生命的密码，是生命的操纵者和调控者。基因不仅可以通过复制把遗传信息传递给下一代，还可以使遗传信息得到表达。

基因的差异决定了人与人的不同，更为重要的是，基因与疾病密切相关。

影响胚胎基因的因素：

性别与年龄；

精子质量；

卵子质量。

> "除了遗传之外，决定生物特征的因素还有环境，以及环境与遗传的交互作用。"

遗传学咨询和检查

有些疾病是可以遗传的，这些疾病可通过基因从父母传递至婴儿。目前已发现的遗传病超过3000种，估计每100个新生儿中就有3~10个患有程度不同的遗传病。常见的包括镰状细胞症、囊肿性纤维化、某种形式的智障，还有肌肉萎缩症等。如果某种疾病在家族中遗传，某些家族成员就会受到影响，而另外一些成员则没有症状，但可能成为携带者，可以将这种疾病遗传给下一代。

为了减少遗传病患儿的出生，保证后代的健康，如果有下面这些情况，应该及早进行遗传咨询。

近亲结婚。自己是遗传病或发育畸形患者。

家庭成员有遗传病或畸形。曾经生过畸形儿或者智力低下儿。

有原因不明的习惯性流产或死胎经历。

女性年龄在35岁以上。夫妻血型不合。

遗传学咨询主要是由医生来解答咨询者提出的关于遗传方面的问题，医生会对其生育问题给出指导意见。如有必要，可以做基因检测，即提取患者的DNA做进一步的诊断。

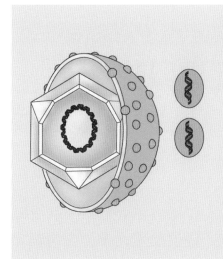

基因是控制生物性状的基本遗传单位

基因是DNA分子上的一个功能片断，是遗传信息的基本单位，是决定一切生物物种最基本的因子。人的身体是由细胞组成的，这些细胞是由最初的一个精子和一个卵子结合形成的一个细胞分裂出来的，每一个细胞的细胞核都含有全部基因的拷贝。

除外伤外，几乎所有的疾病都和基因有关系。像血液有不同血型一样，人体中正常基因也分为不同的基因型，即基因多态性。不同的基因型对环境因素的敏感性不同，敏感基因型在环境因素的作用下可引起疾病。

遗传疾病检查的项目

根据所涉及遗传物质的改变程序，可将遗传病分为三大类：

染色体病或染色体综合征：遗传物质的改变在染色体水平上可见，表现为数目或结构上的改变。由于染色体病累及的基因数目较多，故症状通常很严重，累及多器官、多系统的畸变和功能改变。

单基因病：目前已经发现6600余种单基因病，主要是由单个基因的突变导致的疾病，分别由显性基因和隐性基因突变所致。所谓显性基因是指等位基因中（一对染色体上相同座位上的基因）只要其中之一发生了突变即可导致疾病的基因。隐性基因是指只有当一对等位基因同时发生了突变才能致病的基因。

多基因病：顾名思义，这类疾病涉及多个基因起作用，与单基因病不同的是这些基因没有显性和隐性的关系，每个基因只有微效累加的作用，因此同样的病不同的人由于可能涉及的致病基因数目上的不同，其病情严重程度、复发风险均可有明显的不同，如唇裂就有轻有重，有些人同时还伴有腭裂。值得注意的是多基因病除与遗传有关外，环境因素影响也相当大，故又称多因子病。很多常见病如哮喘、唇裂、精神分裂症、高血压、先心病、癫痫等均为多基因病。

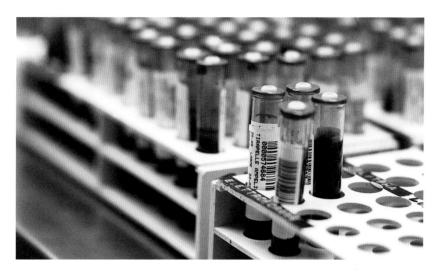

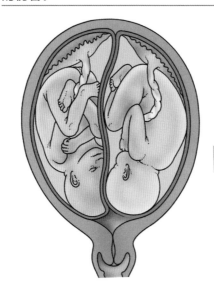

第33天
不要盲目使用促排卵药

促排卵药物是一把双刃剑，可给家庭带来天伦之乐，也可带给人无尽的伤害。

促排卵药物别乱用，即使再想要个双胞胎，也请你谨慎使用促排卵类药物。

服用促排卵药的后果：

可能发生卵巢异常增大、严重卵巢过度刺激综合征；

可能导致多胎妊娠；

年龄较大者可能加速卵巢功能衰退。

"

虽然促排卵药物广泛应用于不孕症患者的助孕治疗，且获得了显著的效果，但是，促排卵药物对母婴产生的不良影响仍不可避免。

"

从辅助生殖到刺激排卵

在辅助生殖技术问世之前，促排卵疗法只用于无排卵性疾病的治疗。近年来，随着辅助生殖技术的开发和应用，控制性卵巢刺激已被拓宽到采取辅助生殖技术的有正常排卵的妇女，以刺激超排卵周期，使一个周期中有多个卵泡发育，以便获取较多的卵子，得到较多可供移植的胚胎。

近年来许多人想要双胞胎，但自然双胞胎的概率很低，所以许多人开始尝试使用促排卵药物。这种药物会使女性单次排卵的数量增加，一般用于排卵有障碍的女性，而为了生多胞胎而使用促排药物是不明智的。使用促排卵药，胎儿的畸形率是5%（自然受孕的畸形率为2.5%~3%），而怀上多胞胎的女性，怀孕期间流产、早产、患妊娠合并症的风险远远高于单胎。

要在医生指导下使用

促排卵药物不论西药还是中药，都有可能导致不良反应，应在医生指导下应用，在用药过

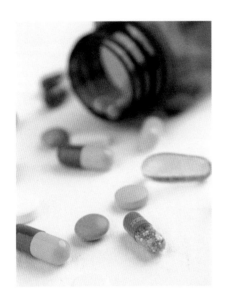

程中要严格控制药物剂量，严密观察卵巢卵泡发育情况，出现异常及时处理，如卵巢增大应注意避免剧烈运动，改变体位时一定要注意。对于身体各项生理机能正常的女性，不要为了某个月份怀孕，为了生双胞胎，铤而走险，盲目服用促排卵药物，伤害自己身体。

促排卵药物大盘点

目前，临床上用于促排卵的西药主要是通过对下丘脑—垂体—卵巢轴的调节而达到促进排卵的目的，可归纳为两大类：一类是直接作用于下丘脑—垂体—卵巢轴，促进排卵；另一类是通过调节机体的内分泌状况，为卵泡的发育和生长提供良好的环境，从而间接促进排卵。现在常用的促排卵药有五种：

克罗米芬：最常用的药物是克罗米芬（枸橼酸氯米芬胶囊）。该药物对雌性激素有弱的激动与强的拮抗双重作用，可能通过抑制雌激素对下丘脑的负反馈作用，刺激垂体促性腺激素的分泌，从而诱发排卵。临床上主要运用于体内具有一定雌激素的排卵障碍患者。

来曲唑：来曲唑为芳香化酶抑制剂，也能用于促排卵。该药一方面能够抑制雄激素向雌激素转化，从而削弱雌激素对下丘脑的负反馈作用，另一方面能够使卵泡局部雄激素水平升高，促进卵泡发育。来曲唑对子宫内膜的影响，较克罗米芬轻。

促性腺激素（Gn）类：包括尿促性腺激素及重组人卵泡刺激素等，常用于直接刺激卵巢，促进排卵。该类药物常用于下丘脑—垂体中枢排卵障碍患者，临床上常用于试管婴儿患者促超排卵。

促性腺激素释放激素类似物（GnRHa）：促性腺激素释放激素类似物是直接作用于垂体的促超排卵药物，主要用于下丘脑性闭经的患者。促性腺激素释放激素及绒毛膜促性腺激素作为诱发排卵的药物，需在特定时间使用。

其他：对排卵障碍的女性除了使用药物直接刺激排卵，目前越来越重视内分泌环境的改善。例如，针对多囊卵巢综合征患者常有高雄激素和胰岛素抵抗的特点，在对此类患者促排卵之前调整内分泌环境，不仅能获得满意的排卵率，而且能够降低流产率。再如，高催乳素血症闭经的患者，服用溴隐亭使其恢复排卵的方法，也属于间接促排卵方法的一种。

> **WOW!** 对卵巢功能低下者，尽量采用中西医结合方法治疗，争取自然周期排卵，或提高卵子及胚胎质量。

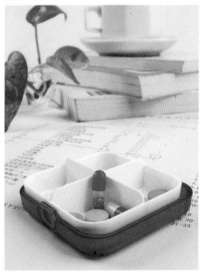

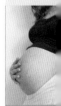

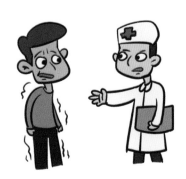

第 32 天
男人也有备育压力

不要忽略了男性自身的健康管理，男性育前心理压力过大会影响精子质量，先给他们解解压吧。

别把备育当作任务，妻子的碎碎念和紧张会传递给丈夫，他也会紧张和感觉力不从心。

减压方式

备育中的男人要学会给自己减压。

在工作中寻找乐趣： 带着一种乐观的态度去投入工作，可改变工作状态以及自己的精神状态。

腾出时间休息： 工作是为了快乐生活，别让生活中只充满了工作，更别让工作影响了生活，腾出时间来休息一下，给自己放个假，是缓解工作压力的有效方式。

合理发泄情绪： 当产生压力时，合理的发泄是缓解压力的有效方法。外出旅游、和朋友聚会、运动、听音乐看电影、打游戏……不管什么方式，只要能让情绪找到发泄的出口就行。

轻松备育： 备育并不是一朝一夕的事，因此不必因此给自己太大压力，顺其自然反而更易受孕。

压力太大精子质量差

美国的一项研究显示，压力对男性精子质量会产生严重负面影响。备孕的年轻夫妻，想要生一个健康的宝宝，先学会放松自己。

在这项研究中，研究人员提取了参试男子的精液样本，并调查了参试者的"客观压力"和"主观压力"情况。"客观压力"包括会导致压力激增的各种生活大事件。"主观压力"包括参试者的个人感受。研究人员还评估了参试者的生活压力和工作压力情况。结果发现，压力与精子质量之间存在明显关联。

研究分析指出，压力大精子差的原因，可能包括导致压力的氧化应激激素及糖皮质激素 (也称"肾上腺皮质激素") 等，会影

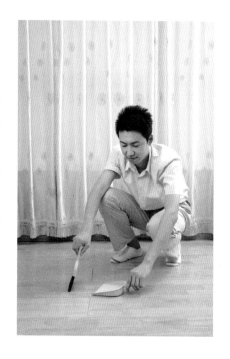

响到精子和睾丸激素的产生。压力过大会影响到精子的活动能力、形状及浓度。

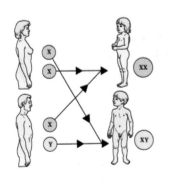

第31天
纠正生育误区

有研究发现胎儿的性别是由男性的精子决定的，但同时决定胎儿性别的因素还有很多。

随着社会的发展，生男生女都一样，但了解一些生育常识还是很有必要的。

性染色体说了算

科学证明，生男生女并不取决于女方的卵子。在人体中，有23对染色体，其中有一对是性染色体，一条来自母亲，一条来自父亲。如果两条都是X型，孕育出来的便是女孩；如果一条是X型，一条是Y型，便是男孩。

女性卵巢每个月有多个卵泡生长发育，但正常情况下只会排出一个成熟的卵细胞，它只是含X型的性染色体，也就是说，胎宝宝的性别并非由母亲决定，而是取决于与卵子结合的精子是携带X染色体还是Y染色体。

男性的睾丸不断生产精子，精子有两种类型，一种含X型的性染色体，另一种含Y型的性染色体，两种类型的精子数量是一样的。然而，究竟哪种类型的精子与卵子结合完全是偶然的，并不受人们主观意志的支配。

XY 染色体喜欢不同的环境

排卵期：一般带Y染色体的精子活动力强，但耐力差，易受外界不良因素伤害，存活时间短；而带X染色体的精子活动力较差，对不良环境耐力好，存活和保持授精能力的时间较长。

酸碱环境：带X染色体的精子喜欢酸性环境，而带Y染色体的精子喜欢碱性环境。

压力因素：男性长期受到压力会使精子数目减少；女性太紧张会导致体内呈酸性环境，不利Y精子存活。所以，工作压力过大、生子压力大的人，特别容易生出女孩。若想生男孩，压力则不要太大，放轻松。

性交时间：X精子的存活期为两三天（72小时内），Y精子存活时间为24小时左右。如果XY两种精子都游到了输卵管壶腹等候卵子的到来，此时生女孩的可能性较大，因为X精子存活时间较长；如果卵子已经排出进入输卵管壶腹，Y精子总是率先到达，则生男孩的可能性较大。假若精子与卵子同时到达输卵管壶腹部，生男孩可能性较大。

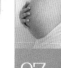

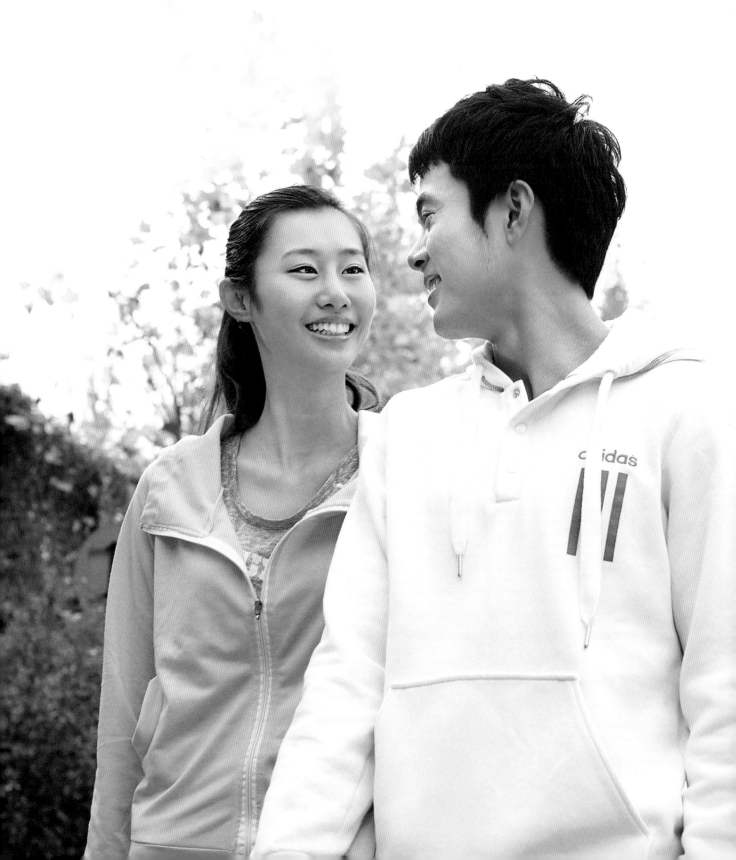

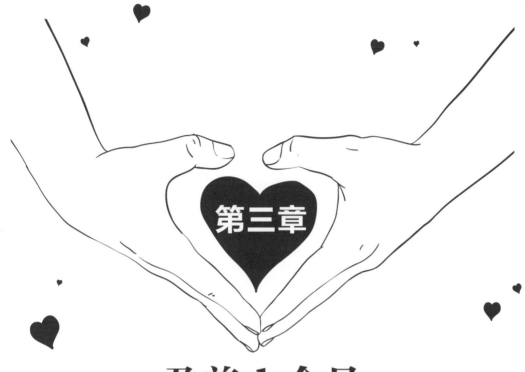

孕前 1 个月

经过 2 个月的身体和生理的调整，相信你们已进入到了一个相对放松的阶段，要继续保持你们良好的生活习惯和规律，尝试着进入愉快的"造人"时期。

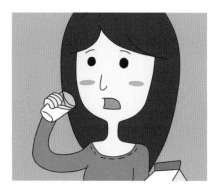

第30天
孕前预防感冒

感冒是由多种病毒感染引起的一种呼吸系统疾病。病毒感染对胎宝宝的影响很大，所以在备孕期间和孕期尽量不要感冒。

普通感冒和流感都要重视起来，注意卫生，加强营养，增强抵抗力。

注意生活细节

预防感冒是关键：定时进行户外活动，以增强对冷空气的适应能力；大量喝水，多吃蔬果；保证充足的睡眠；少去人多拥挤的密闭空间；远离感冒的人群。

避免接触感冒家人使用的碗碟：如果可以，应使用属于自己的餐具。

注意调适身心状态：平日要多休息，才能有健康的身体，但也不能睡过头，反而造成身体不适。

注意调节室内环境：如果住在潮湿之处，要利用除湿机去除空气中的湿气。

日常保健：以药膳和背部按摩进行自我调理，就能在严寒来临之前，有效控制气喘与预防感冒。

感冒事小影响大

备孕期间感冒了，可以去医院检查，如果没有怀孕最好先暂停怀孕计划，待感冒治愈、身体完全恢复之后再继续怀孕计划。如果确实已经怀孕了，医生会针对早孕期的感冒进行治疗。

流感是一种由流感病毒引起的急性呼吸道传染病，传染性很强。妊娠早期，是胎儿胚胎发育器官形成的时期，若患流行性感冒，对胎儿会有较大影响。因此，对于计划怀孕的女性，最好在怀孕前一个月预先接种流感疫苗。因为流感疫苗在体内产生抗体，并在1个月左右达到高峰，可提供长达一年的抗体保护，一般可有效预防流感病毒的感染。

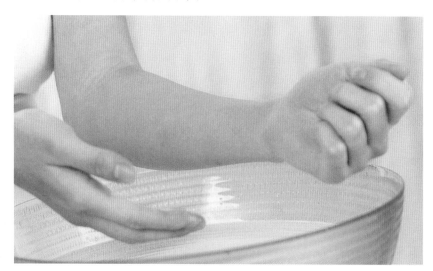

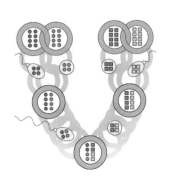

第29天
基因的强大力量

俗话说"龙生龙凤生凤"、"种瓜得瓜，种豆得豆"，说的都是遗传问题。

认真讨论一下双方的基因遗传情况，看看是否存在一些特殊的家族遗传问题，是否需要提前预防。

种瓜得瓜的遗传定律

遗传是保持物种稳定和发展的一种方法。遗传的物质基础是 DNA（脱氧核糖核酸）。父母通过染色体上的 DNA 将遗传信息传递给下一代。DNA 是一类带有遗传信息的生物大分子，又称去氧核糖核酸，主要功能是记录遗传信息。其中包含的指令，是建构细胞内其他的化合物，如蛋白质与 RNA 所需。带有遗传信息的 DNA 片段称为基因，其他的 DNA 序列，有些直接以自身构造发挥作用，有些则参与调控遗传信息的表现。

遗传是不分好坏的，但有些遗传相关的疾病可能会传给下一代。遗传又是相对的，虽然后代会与祖先之间保持一定的连续性，但也存在着差异，在自然和人工因素的作用下，遗传性状会发生突变或渐变。

> **！ WOW!**
> 孕前的家庭病史调查非常重要。夫妻二人的家庭病史都会影响孩子的健康。

留意"传男不传女"的遗传病

有一类疾病是由性染色体 X 上的基因决定的。女性有 2 条 X 染色体，男性只有 1 条。如果某种疾病是 X 染色体上的隐性基因所致，那么在女性体内可能被另一条 X 染色体上的显性基因所掩盖，而 Y 染色体上没有与之对应的基因，因此 Y 染色体上携带的致病基因将很容易地被表达出来。比如秃头，父亲遗传给儿子的概率是 50%，外公遗传给外孙的概率是 25%。再比如血友病，是典型的染色体隐性遗传，一般男孩会患病。携带致病基因的女性与正常男性的后代中，男性有 50% 的概率发病，女生有 50% 的概率携带致病基因。

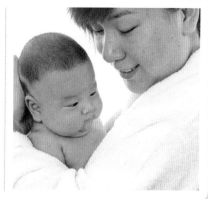

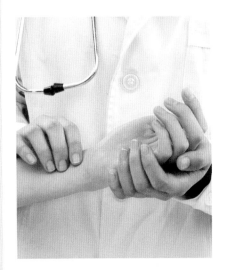

第28天
中医调理重在养

备孕期间，通过中医调理身体也是可行的，通过一些中医手段或者是通过食补来调理好身体，避免怀孕之后身体不适影响到胎儿。

中医调理的原则就是补脾肾、舒肝养血，以及调好月经以帮助女性更快受孕。

需要做孕前中医调理的女性：

年龄已经超过 30 岁的女性；

有过胎停育、自然流产史；

月经不调；

有过宫腔粘连；

常感觉身体疲乏无力，容易感冒，体质弱；

妇科炎症，反复不易治愈。

> 孕前中医调理也不是调理时间越长越好，身体调理得差不多了，就可以考虑要小宝宝了。

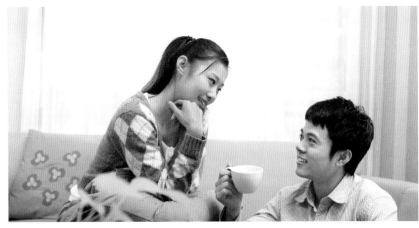

养气

中医说的气是一种能量，是人体的元气，是构成人体和维持人体生命活动的物质基础，是不断运动着的具有很强活力的精微物质。元气不足就会导致脏腑功能低下，身体就处于衰弱状态，表现为少气懒言、全身疲倦乏力、声音低沉，动则气短易出汗，头晕、心悸，食欲不佳等，如果身体总是处于这种"病歪歪"的状态，又何谈优生优育？

气虚的人精神状态常常很低落，因此要振奋精神，以乐观、豁达、愉快的状态面对生活。由于元气不足，脏腑功能低下，适应寒暑变化的能力也就较差，在寒冷的气候来临时易感冒，要特别注意保暖。

养神

中医有"药养不如食养，食养不如精养，精养不如神养"之说，所谓养神主要指精神调养。每个人都会有情绪，情绪的好坏也影响着身体健康的状态。一般情况下，安静和顺、神清气和、胸怀开阔、从容温和的状态是较为适宜的。

心情愉快、性格开朗，不仅对健康的心理有益，还能增强机体的免疫力，对新陈代谢也有利；若在孤独、忧郁、失落、自卑等消极心理影响下，久而久之生理上也会出现健康问题，这对即将受孕的准妈妈是没有任何好处的。中医认为父母的心理状况也影响受孕，受孕后也会因"外象内感"而影响胎儿发育。

运动养神

运动是健康的法宝之一，经常参加各种文体娱乐活动，在空气清新的野外放松一下身心，或散步，或放风筝，或与朋友们打打羽毛球……都是忘却压力的不错选择。

以睡安神

古人有"不觅仙方觅睡方"之说，而睡得香也是世界卫生组织的健康标准之一。但现代的生活方式导致很多年轻人有晚睡的

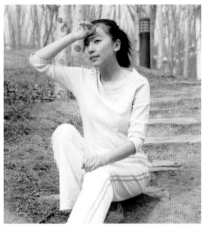

习惯，对于准备孕育的人们，保证充足的睡眠是十分必要的，为了提高睡眠质量，要保持室内的幽静、温湿度要适宜，经常通风保持空气清新，床铺舒适等。

养身

养身指的是全身调理，中医认为人是一个整体，人体的五脏六腑生理上是互相关联的，存在着相生相克的关系。即某一个脏器出现问题，也会导致其他脏器出现问题，所以中医提倡的孕前准备，讲究全身调理，而非单独调养某个脏器。但因为肝脏、脾脏、肾脏功能与气血、冲任关系密切，进而影响女性经、带、胎、产，在孕前调理时更需关注它们的调养。

养肾

肾为先天之本，主生殖和生长发育，如果肾功能不健全就会影响到受孕，甚至导致不孕或流产。药补不如食补，养肾也不例外，对肾功能有益的食物有猪腰、牡蛎、核桃、海参、虾、骨髓、黑芝麻、樱桃、桑葚、山药等。此外，也要注意适度运动，运动能改善体质、强筋健骨，使肾气得到巩固；夫妻生活要适度，不勉强，不放纵；按时休息。

养脾

脾为后天之本，能统摄血液，使其正常循行于经脉而不外溢。脾虚则脾失健运，不能统血而失血，气血不足则无法养胎。养脾可多吃红薯、土豆、薏米、香菇、百合、莲子、山药、栗子、大米、蜂蜜等食物。

养肝

肝血不足或气血不畅也会影响怀孕。饮食养肝主要要注意保持五味不偏，少吃辛辣等刺激性食物，多吃新鲜蔬菜、水果，切忌暴饮暴食或饥饱不匀。

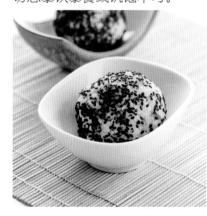

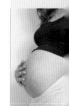

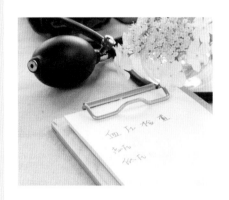

第27天
管理好血压

现在的生活节奏越来越快，工作压力也越来越大。还有各种不良生活习惯，导致高血压这种老年性疾病呈现年轻化的趋势，其中也有许多育龄女性。

患有高血压的女性怀孕后，容易患上妊娠高血压综合征，会严重影响母婴健康。

原发性高血压的治疗

如果排除了继发性高血压的可能，患原发性高血压的女性想要怀孕，就需要系统的检查和调理。稳定血压，并且排除心脏病、肾功能损伤等并发症，即使血压控制稳定了，倘若存在严重的器质性病变，也不适宜怀孕。

在医生指导下，提前半年，把降压药换成对妊娠影响较小的类型。孕早期三个月，是胎儿各器官分化形成的关键，某些药物可能导致胎儿畸形、流产。

注意休息和营养。心情要舒畅，精神要放松，争取每天卧床10小时以上。饮食不要过咸，保证蛋白质和维生素的摄入。

及时纠正异常情况。如发现缺铁性贫血，要及时补充铁质；若发现下肢浮肿，要增加卧床时间并到医院检查；血压偏高时要按时服药。

严密监控血压

患有高血压的女性，从备孕到怀孕，都需要特别注意血压的状况。因为怀孕以后，随着体内激素水平变化、胎儿体积增大、自身血容量负荷增加，不仅会增加患妊高征的风险，也很容易加重原有的高血压疾病。所以，从准备怀孕起，每个女人都要提前了解自己的血压状况，将血压控制在正常范围。

重度高血压患者不要中断药物治疗，选择对胎儿影响较小的血压药持续治疗；轻度高血压患者，一般则不需要药物的治疗，而是建议采用饮食和运动的方式来控制血压。对于年轻的备孕女性，如果在孕检中查出了高血压问题，先不要着急用药。因为年轻人大多数是继发性高血压，多是慢性肾炎、甲状腺功能异常等疾病所致。根据不同病因，把原发病解决或控制好以后，部分患者的高血压问题就自然解决了。

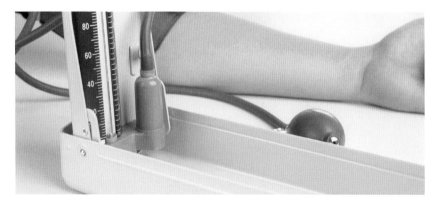

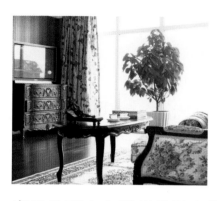

第26天
家用电器是温柔"杀手"

干净的生活环境，清新的空气，是温暖家庭的标配，然而细菌、真菌等微生物往往隐藏在某些频繁使用的电器里，有必要对它们进行清理。

家里的不少电器都是微生物致病的"元凶"，其中含有大量细菌、真菌，而引发人体疾病。

洗衣机要定期清洗

长期使用的洗衣机里，内外筒之间藏污纳垢，细菌严重超标，可以说会把衣服洗"脏"了。夏季气温升高，洗衣机长时间不清洁更容易滋生有害细菌，可出现交叉感染，引发各种皮肤病。

WOW!

每使用一次洗衣机，洗衣机槽内就会有很多细菌、水垢和脏东西，久而久之就会造成洗衣机污染。

一般来说，新买的洗衣机使用半年后，每隔两三个月就应该清洗、消毒一次；收集棉絮等脏物的小袋子要定期清理。现在的洗衣机说明书上都会有清洗说明，可以遵照执行。想要彻底清洁，可请专业人士把滚筒拆下后清洗。

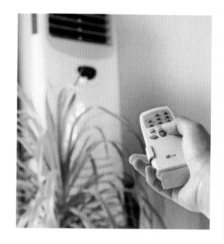

换季时别忘清洁空调

空调也需要清洁，尤其是换季重新启用的时候。空调散热片是个灰尘"栖息地"，病菌、螨虫等微生物容易在上面大量聚集，不清洁直接使用，居室内的空气就会被吹出来的灰尘、螨虫、细菌等"污染"。这对备孕夫妻来说，非常不利。

清洁空调要用获得国家卫生部消毒产品证号的空调专用消毒剂，将其喷洒在空调散热片上，污渍就会顺着排水管自动流出。空调面板要用软布或专门的清洗布蘸取温水或中性清洁剂在表面轻轻擦拭，然后用干净的软布擦净晾干。光触媒、活性炭之类的

过滤器可稍微晒一下，刷去灰尘。空调外机可以每2年请专业人士清洁一下。最后，在所有的清洁工作完成之后，最好选择在晴天送风状态下，开机运转两三个小时，以使空调内部完全干透。

干净的空气，健康的身体，是迎来好孕的开始。

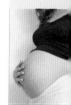

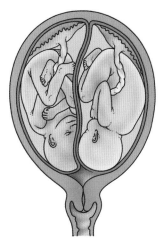

第25天
可爱的双胞胎

常见的双胞胎组合有姐妹花双胞胎，兄弟俩双胞胎，龙凤胎。根据双胞胎的形成过程，双胞胎分为同卵双胞胎和异卵双胞胎。

怀双胞胎的早期状态：

腹部比正常怀一胞胎的大；

早孕现象更严重；

孕酮值和 HCG 值偏高；

通过多普勒胎心仪能听到不止一个胎心在跳动。

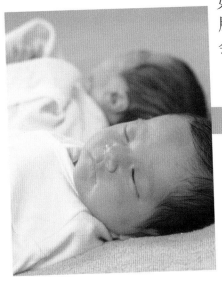

如果幸运地怀上了双胞胎，孕妈妈承受的负担也会重很多。

双胞胎的类型

单卵双胎：单卵双胎是母亲在一个排卵周期内排出一颗卵子，与精子结合形成受精卵后，在一定条件下，这个受精卵一分为二形成两个遗传信息均相同的受精卵，这两个受精卵各自发育形成两个胎儿。

由于两个胎儿所携带的遗传信息几乎完全相同，即他们具有相同的基因，所以出生后的双胞胎性别相同、容貌相似，血型、体质等也相同。

双卵双胎：双卵双胎是由一定的条件所致，母亲在一个排卵周期内排出两颗卵子，由两个卵子分别受精形成的两个受精卵，以后分别发育成两个胎儿。

龙凤胎：龙凤胎就是性别不同的双胞胎，即双卵双胎，只有这样的情况才有可能出现龙凤胎，双卵双胎中有 50% 的概率成为龙凤胎。

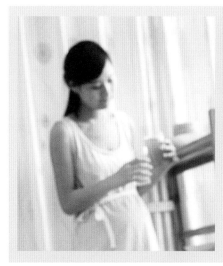

双胞胎产生的原因

遗传因素：遗传可以解释任何生物现象，一般而言，家族里若有双胞胎或多胞胎历史，那么近亲或远亲中出现双生子的概率也很大。通常而言母亲是双胞胎的，下一代为双胞胎的概率相比父亲是双胞胎的大一些。

女性的生产次数，年龄：女性生产次数越多，怀有两个宝宝的概率也增大。母亲的年龄稍大，也容易怀有两个孩子，一般高峰期为 35 到 40 岁。

外在因素：环境因素，比如天气变冷等，会加速女性的排卵。如果女性短暂停掉口服避孕药，或者长期服用促性腺素等，这些都会增加女性的排卵次数，大大增加了双胞胎出现的概率。

怀双胞胎的孕妈妈更辛苦

其实怀有双胞胎的孕妈妈风险很大，这一过程中，孕妈妈可能面临着提前阵痛、早产、妊娠高血压、剖宫产，甚至还有产后出血等危险，要特别注意以下事项，以减少危险的出现。

定期到医院做产检：怀有双胞胎的孕妈妈妊娠期的反应特别大，经常会出现呼吸困难，心跳加速，腹痛，胃痛等症状，会影响到孕妈妈正常的睡眠和饮食。孕妈妈应该定期到医院进行检查，寻求医生的帮助，来减轻症状，同时也能检查双胞胎的成长和健康状况。

注意膳食的营养均衡：由于双胞胎宝宝需要大量的营养物质，所以孕妈妈一定要注意日常饮食的营养，多摄取维生素 A、B 族维生素、蛋白质、铁等。

适当增加体重：怀有双胞胎的孕妈妈，应该在医生的指导下增加自己的体重，这样能给胎宝宝提供充足的营养物质。

平时要加倍小心：怀有双胞胎的孕妈妈，一般妊娠反应剧烈，

! WOW!
双胞胎遗传的基因主要在母亲，如果母亲是双胞胎，那么再次生下双胞胎的概率就较高。

所以孕妈妈一定要注意自己的日常生活。要选择适合自己的运动方式，提早离开工作岗位回家待产，此外要保持一个愉悦的心情。

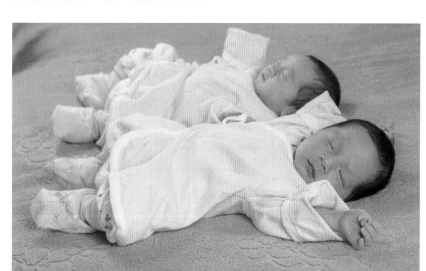

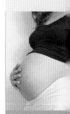

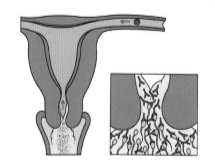

第24天
不良习惯影响精子质量

虽然精子的产生比卵子容易得多，队伍也非常庞大，但是精子也很脆弱，很容易受到伤害。

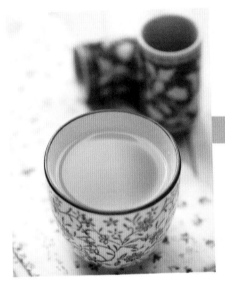

一些看似不起眼的生活习惯，对于精子的影响还是挺大的，备育男性一定要保护好自己的"小蝌蚪"。

伤害精子的食物：

烧烤；

啤酒；

咖啡；

奶茶；

受污染的鱼；

罐装食品。

> 精子的'杀手'就躲藏在我们的身边。稍不注意，男性的生育能力就会在不知不觉中受到伤害。

养好精子，不宜接触的5种东西

精子是男性生育能力的核心，但小小的精子非常脆弱，很容易受到外界因素的伤害。有些食物和不当行为，甚至可以直接扼杀精子。

香烟：研究表明，每天吸烟30支以上的男性，精子形态发生异常变化者比不吸烟者要高出4倍还多。

酒精：酒精能使精子发育不良，活力降低。

废气：汽车、工厂等排出的废气里含有大量的有毒物质，最为常见的是铅，对精子的杀伤力较强。

农药与杀虫剂：瓜果蔬菜的表面都可能有农药残留，不经过仔细泡洗就吃，很容易使农药与杀虫剂积蓄在体内，从而导致精子畸形，影响生育。

药物：许多药物都对精子有一定副作用，抑制性腺，影响激素分泌，进而导致男性不育。

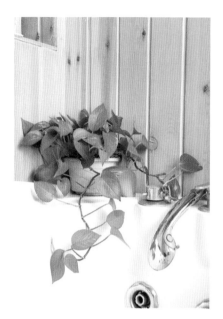

精子害怕高温

温度对睾丸产生精子的过程有很大影响，阴囊内温度比正常体温低2℃左右。温度过高，生精过程就会出现障碍，甚至完全停止，同时睾酮的分泌也将减少。所以经常在温度较高的环境中生活、工作会抑制精子的产生，造成男性死精症、少精症、弱精症，影响男性生育。

精子害怕被束缚

有些男性喜欢穿比较紧身的裤子或内裤，这样害处多多。紧身裤会压迫男性生殖器官，长期压迫会造成阴茎弯曲。有些紧身裤不透气，散热不好，会造成阴囊温度升高，从而影响精子的生成，雄性激素分泌减少，可能造成不育；紧身裤还会使阴囊处于密闭状态，空气不流通，就容易造成细菌滋生，引发生殖道的炎症等。

还有久坐不动，尤其是在松软的沙发上一坐一天，也会使阴囊处于被压迫的状态，当阴囊受到压迫时，静脉回流不畅，会导致睾丸附近的血管瘀血，进而影响睾丸产生精子。所以男性应尽量穿宽松的裤子，不要久坐不动，适当锻炼，给精子一个宽松、卫生的环境。

! WOW!
精子忌讳有害物质的侵害，备育男性应尽量避免接触铅、汞、苯、放射线、电磁波等。

精子害怕趴着睡

很多人喜欢趴着睡，习惯了并没有觉得有什么不好。有研究报告表明，有大约40%的性功能障碍是由不良睡觉姿势引起的，其中趴着睡（俯卧）影响最大。因为趴着睡会使男性阴囊温度升高，并且这些热量不容易及时散发出去，对精子生长有不良影响，甚至会影响生育。趴着睡还会使心脏受到压迫，影响男性身体的血液循环，包括生殖器官的血液循环。而长期血液供给不足，有可能导致男性勃起功能障碍。

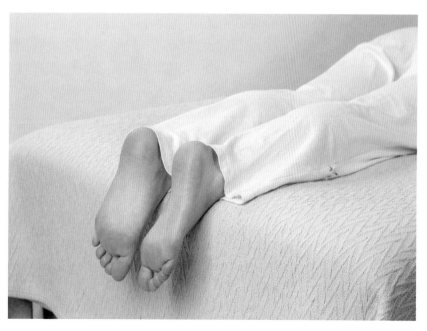

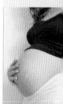

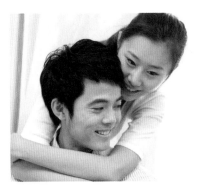

第23天
同房后这样做，受孕更容易

在备孕期间的性生活中，有些夫妻完全忽略了情感的交流，甚至当成"任务"来完成。殊不知，完美的性生活感受也同样有助于增加受孕机会。

关注情感交流，放轻松，选择合适的同房姿势，让同房有更多激情和乐趣，才能真正助孕。

同房后的细节要注意

许多夫妻选在排卵期同房是为了增大受孕机会，但是许多人却不了解同房后需要注意的细节，做到这些细节可以增大受孕的概率。

有许多同房体位都可以有助怀孕，譬如说后位式、背后式、屈曲式、骑马式和交叉式，但丈夫和妻子一定要选择让你们感到愉快的、合适的同房姿势。不管是哪种体位，性生活后最好不要立即起身，应该平躺着休息一会儿，避免精液外流，增加受孕概率。为了达到更好的效果，女方可以抬高双腿，还可以用枕头将臀部垫高，建议保持30分钟。另外注意在性生活前排空膀胱，以免同房后因为排尿而起身，也不要在性生活后立即淋浴。

受孕最佳体位

一般认为立位和坐位是不容易受孕的同房体位。因为性生活时女性生殖器官下垂，阴道口开放，性生活结束后绝大部分精液随着阴茎的抽出而流出体外，受孕概率比较低。

传统体位：同房时男上女下的姿势对受孕最为有利。这种姿势使阴茎插入最深，因此能使精子比较接近子宫颈。

后位式：妻子采取俯卧位，丈夫从后面深入，这种姿势对子宫倾斜的备孕女性尤其有利。

骑马体位：可以直接坐在丈夫腰上，也可以用手肘支撑住身体，这种姿势可以让精子最大程度地接近子宫颈。

交叉体位：妻子平躺将双腿张开，丈夫把腿放进妻子大腿内侧，这种姿势有助于精子游到子宫深处。

背后体位：丈夫从后面抱住妻子，这种姿势既有利于精子接近子宫颈，也有利于精子沉淀在子宫中。

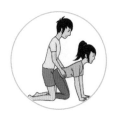 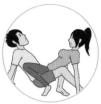 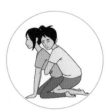 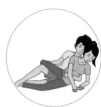

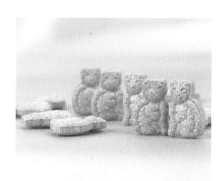

第22天
壮阳保健品不能乱吃

性能力与生育有关，但并不需要无止境地追求。性功能正常者没有必要去壮阳，性功能障碍者，应在医生指导下服药或采取食疗。

男人必须靠药物才能焕发出男人的阳刚之气吗？那些所谓的壮阳保健品真的有效吗？

乱补反受损害

备育男性切忌随意服用各种性保健品。这些所谓的无任何副作用的保健品，大部分都含有助阳药，经常服用容易导致机体遭受损害，重则引起睾丸萎缩、前列腺肥大、垂体分泌失调等严重后果。还会使血液中的激素浓度升高，出现"反馈性抑制"，睾丸会停止制造雄激素，结果会导致性功能障碍进一步加重。还会干扰内分泌功能，引起肝内胆汁郁积，发生黄疸和肝功能异常，甚至诱发肝脏肿瘤，会给男性带来更大的痛苦。此外，常用助阳药物所孕育的胎宝宝，先天不足或畸形的可能性较大。

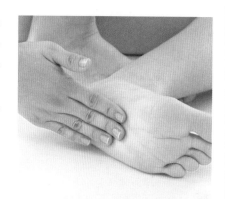

10分钟补肾壮阳法

搓脚心：双手搓热后，以左手擦右脚心，以右手擦左脚心，早晚各1次，每次搓300下。

简易操：两足平行，足距同肩宽，目视正前方，两臂自然下垂，两掌贴于裤缝，手指自然张开。足跟提起，连续呼吸9次。

足跟落地，吸气，慢慢曲膝下蹲，两手背逐渐转前，虎口对脚踝；手接近地面时，稍用力抓成拳（有抓物之意），吸足气。

憋气，身体逐渐起立，两手下垂，逐渐握紧拳头。

呼气，身体立正，两臂外拧，拳心向前，两肘从两侧挤压软肋，同时身体和脚跟部用力上提，并提肛，呼吸。

缩肛运动：全身放松，自然呼吸；呼气时，做缩肛动作，吸气时放松，反复进行30次。

腰部按摩：双手掌对搓，至手心热后，分别放至腰部两侧，手掌向皮肤，上下按摩腰部，至有热感为止。早晚各一次，每次200下。

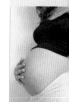

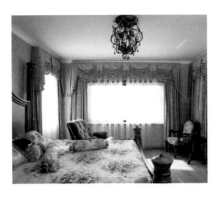

第21天
床上用品好好选择

人一生中有三分之一的时间在睡眠中度过，合适的床上用品是睡眠质量的保证，也是优生优育的有利因素。

良好的睡眠可使人得到充分的休息，舒服干净的床上用品是这其中很重要的一个因素。

床上用品安全性能指标

pH 值： 纺织品染色以及整理过程中会产生酸碱度的变化，因此纺织品在后整理中必须进行酸碱中和处理。在购买床上用品后，应进行充分浸泡和洗涤后再使用。

甲醛含量： 为了达到防皱、防缩、阻燃等目的，或为了保护印花、增强染色的耐久性，就需要在助剂中添加甲醛，而甲醛含量高会影响人体健康。

可分解致癌芳香胺染料： 含有可分解致癌芳香胺染料的产品在与人体的长期接触中，如果染料被皮肤吸收，会在人体内扩散，影响人体正常的新陈代谢。

染色牢度： 在使用过程中，染料易脱落污染到浅色衣物或者沾染到人体皮肤上，脱落的染料分子或者染料中的重金属离子可能通过皮肤被人体吸收，影响健康。

品质好的床上用品

床： 没有过多油漆的木板床是最好的选择，铺上稍厚的棉花垫，可以避免因床板过硬而影响睡眠。

枕头： 以平肩高为宜，过高和过低都不好。枕头过高会迫使颈部前屈而压迫颈动脉，使大脑血流量降低而引起脑缺氧。枕头过低，易导致颈椎病，容易引起头晕。

被子： 夏被纯棉质地是最好的选择，不宜使用化纤混纺织物做被套或床单。化纤布透气性差，容易刺激皮肤引起瘙痒。

冬被最好是含羽绒的，一般来讲，含绒量在 50% 以上的被子，就是比较优质的。这样的被子既轻，保暖性又好，并且具有良好的透气效果，盖起来比较干

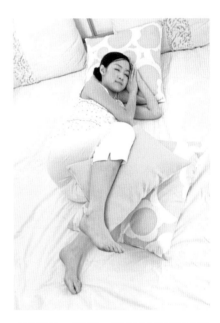

爽舒适。当然，蚕丝被和羊绒被也是比较好的选择。

床单被罩： 最好都选用纯棉的，它手感好，使用舒适，易染色，花型品种变化丰富，柔软暖和，吸湿性强，耐洗，带静电少，是床上用品广泛采用的材质。

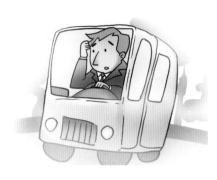

第20天
雾霾天气的应对

雾霾的组成十分复杂，其中有大量颗粒、粉尘、污染物、细菌、病毒等有害物质，对于人体的危害是相当大的。

在污染严重的天气中，应该掌握一些对抗雾霾天的小技巧，保证自己和家人的健康。

少出门并限制晨练

雾霾天最好减少外出活动。如果一定要出门，不要骑自行车，避免吸入更多的有害物质。也最好不开私家车，多乘坐公共交通工具，为减少环境污染做贡献。

有很多人比较习惯晨练，雾霾天里剧烈运动时，随着肺活量增加，会导致人吸入更多的污染物，容易诱发呼吸道和心脑血管疾病。

做好自身防护

出门要戴正规合格、与自己脸型大小匹配的防护性高的口罩。进入室内后要将附着在身体上的污染物及时清理掉，洗脸、漱口、清理鼻腔。洗脸最好用温水，可以将附着在皮肤上的阴霾颗粒有效清洁干净；漱口的目的是清除附着在口腔内的脏东西；最关键的是清理鼻腔。洗鼻方法是洗净双手后，捧温水，用鼻子轻轻吸水并迅速擤鼻涕，反复几次，鼻腔里的脏东西就清理干净了。清理鼻腔时，一定要轻轻吸水，避免呛咳。

尽量少开窗

在雾霾天气，尽量不要开窗。确实需要开窗透气的话，应尽量在 10–14 点雾霾较淡时，可以将窗户打开一条缝通风，时间以半小时至一小时为宜，不要过长。

净化室内空气

室内可以种植一些有净化空气作用的绿色植物，比如芦荟、仙人掌、绿萝、吊兰、虎皮兰、文竹等绿色冠叶类植物。还可以利用空气净化器等设备净化空气，但在使用时要注意勤换过滤心。另外，要注意厨房油烟的污染，尽量少做一些容易起烟的油炸类食物。炒菜时要关闭厨房门，打开抽油烟机，及时把油烟排到室外去。

WOW! 雾霾天气紫外线照射不足，人体内维生素 D 生成不足，有些人还会产生精神懒散、情绪低落等现象。

注意合理饮食

饮食清淡，多吃新鲜蔬菜水果，如梨、莲藕、百合、萝卜、荸荠等润肺食物，少吃刺激性食物。还可以多吃点豆腐、牛奶、瘦肉和清肺的猪肝、猪血、绿豆汤、红豆汤、莲子心煮水等，以防雾霾天气对自身产生不良影响。除此之外，多喝水可加快身体的新陈代谢。

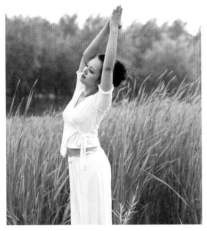

第19天
令受孕更容易的运动

备孕期间坚持运动可以令人保持体力和精力充沛，运动产生的使人心情愉快的化学物质，有助于精神放松，而且备孕期间运动还能增强体质，为以后顺利怀孕分娩提供保障。

不运动的坏处：

产后身材容易走样；

乳房下垂；

腹部脂肪堆积；

花肚皮；

蝴蝶袖；

水桶腰；

大象腿。

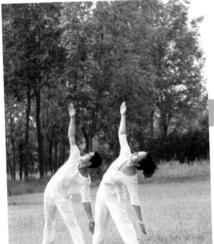

" 备孕期间以及产后进行运动，除了能增强体质，保持良好的身材外，更重要的是能增加女性的自信和魅力。"

充足的运动是有益于身心的。不过，备孕期不宜进行过于激烈的运动。

越动越好孕

对于女性来说，经常锻炼能够延缓身体各方面机能的衰退，能够显著降低妊娠期高血压、糖尿病等各种并发症的发病概率，促进新陈代谢，将机体的各方面都调整到最佳的状态。在锻炼的同时，内分泌系统也能受到良性的刺激，加快各种性激素的分泌，对各个生殖器官和卵子来说都有积极的作用。

孕前锻炼还有利于受孕和自然分娩。其实顺产并没有听说的那么可怕，只要合理安排运动，加强腹肌和骨盆底肌的锻炼，还是能够比较轻松地度过所有产程的。备孕时期加强锻炼还有利于产后的身体恢复。

孕前锻炼可以提高女性的心肺功能，血液内的氧含量得到提高，对于胎儿的发育很有帮助。就预防疾病调理身体的效果而言，越早开始运动越好，从胚胎着床前就为其打造良好的生存环境，将优生优育进行到底。

114

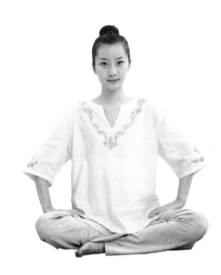

有节奏地用膝盖画半圆形，由此带动大腿、小腿左右摆动，注意双肩要紧靠在床上。每天早晚各做2次，每次3分钟。这个动作能够增强骨盆关节和腰部力量。

冥想和静坐

也许你不是很爱运动，那么尝试一下冥想和静坐吧，这种看似简单的方法也可以有很好的锻炼效果。

两腿自然交叉在一起盘坐，脊背直竖，两手心向上，平放在膝盖上；左右两肩稍微张开，使其平整适度为止，下巴内收，但不是低头；目光注视着前方两三米处，或者微闭双眼：脑海中想一件事，这件事情可以是一个很美的自然场景，如海边、草地上、花丛中，用充分的想象力去感受，寻找身临其境的感觉；也可以专注于呼吸，去聆听均匀呼吸所产生的韵律。睡前练静坐不仅可以很好地帮助女性睡眠，还可达到宁心安神、益气行血的目的，一觉醒来时会感到神清气爽。

常做腰腹部和骨盆运动

女性常做腰腹部和骨盆的锻炼，既能瘦身，又能舒展和活动筋骨，对以后的生育非常有利。这里列举两个非常容易坚持的运动。

坐式侧腰伸展：双腿交叉盘坐，腰背挺直。吸气，将你的右手举过头部向左边伸展，当你伸展到极限的时候，呼气，感受右侧身体的拉伸。保持5秒钟。回复原位，然后再换另一边重复上面的动作。每侧各做4次。

扭动骨盆运动：平躺在床上，双手伸直放在身体两旁，右腿屈膝，右脚心平放在床上，膝盖慢慢向右侧倾倒；待膝盖从右侧回复原位后，左腿屈膝做同样动作；然后双腿屈膝并拢，慢而

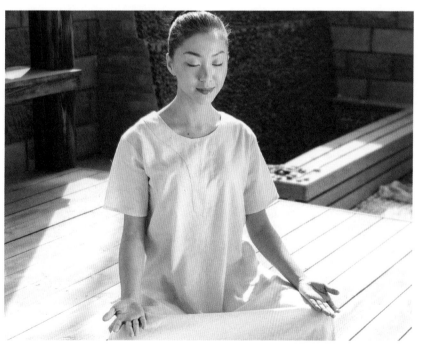

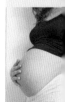

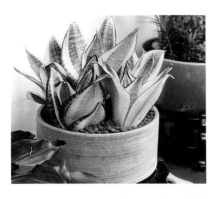

第18天
养花弄草陶冶情操

如果家里养些花草，一是可调节空气，美化环境；二是可以在侍弄这些花花草草时让不良情绪在花香中消失得无影无踪。

劳动创造美，劳动也创造快乐，夜晚闻着芳香入睡，舒心踏实。

不同居室养花宜忌

卧室不宜养花：家庭养花一般宜选在客厅、书房、阳台等处，卧室一般不摆放花草，因为卧室空间较小，空气流通较差，有的花草虽有吸收毒物和废气、洁净空气的功能，但大多在夜间需要吸收氧气和呼出二氧化碳，会造成室内含氧量下降，夜间与人"争氧"。

厨房宜养什么花：厨房可选择生命力顽强、体积小、并且可以净化空气的植物，如吊兰、绿萝、仙人球、芦荟都行。

卫生间宜养哪些花：耐阴、喜湿的盆栽类最适合布置在卫生间里。可以放些凤尾蕨、铁线蕨或冷水花等，绿萝、君子兰、豆瓣绿等植物也有助改善卫生间的空气质量。

健康有益的花卉

能吸收有害气体、尘粒的花：包括吊兰、芦荟、虎尾兰、龟背竹、常青藤、金橘、万寿菊、天南星等，这些花可清除室内一氧化碳、二氧化硫、甲醛、苯、氯、氟等有毒有害气体。

可抑制细菌繁殖的花草：如紫罗兰、柠檬、蔷薇、石竹、铃兰、紫薇等花卉，对居室环境和空气有杀菌功效。

增加室内氧气的花草：仙人掌类最好，这类植物肉质茎上的气孔白天关闭，夜间打开，在吸收二氧化碳又放出氧气，有益人体健康。晚间能释放氧气的植物还有蝴蝶兰、吊兰、芦荟、虎尾兰等。

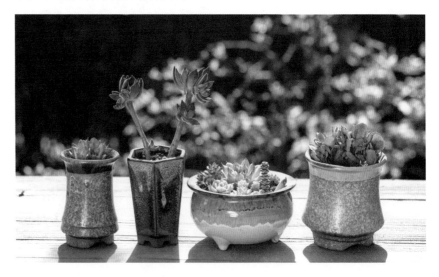

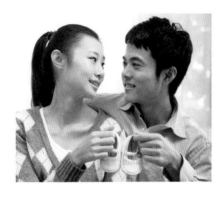

第17天
夫妻多些沟通将有利于生育

如果夫妻双方在备孕期间能够调整自己的情绪，尽量减轻生活所带来的心理压力，在轻松、愉快的环境下怀孕，将会孕育一个健康、聪明的宝宝。

在决定要孩子前，夫妻双方应好好沟通，多为对方着想，多考虑目前的生活状况以及夫妻双方的身体健康状况。

不互相埋怨指责

现在，越来越多的夫妻都形成了这样一种意识，怀孕是夫妻双方的事情，是夫妻双方共同的人生体验。不仅仅如此，在女人生孩子的过程中，需要丈夫的理解与支持，因此，男人扮演着至关重要的角色。

女人怀孕的开始也意味着男人从丈夫向父亲角色的转变。如果丈夫希望能成为一名出色的父亲，就要与妻子一起经历孕期中的酸甜苦辣，一起进行胎教，共同迎接这个新生命的到来。

打算要孩子而迟迟不能怀孕的夫妻，不要互相埋怨指责，应该共同面对现实以及问题，找出解决的办法。夫妻双方最好到正规医院做孕前检查，找出不孕的真正原因。要以尊重伴侣的态度为生活准则。

处理好双方的分歧

夫妻之间有分歧矛盾和冲突是不可避免的，特别是有了宝宝之后，夫妻从原来的"二人世界"过渡到陌生的"三人世界"。虽然大多数初为父母的人心中会充满对未来生活的渴望，但是生活的现实可能会与期望有所偏差。在很多地方，夫妻双方都会有不同的看法，如果你们之间存在很多的意见分歧，最好是能够互相体谅，静下来交流，避免一些无端的争吵。

夫妻双方最好能经常坐下来交流互相的看法，积极、主动地倾听对方的观点，要意识到对方的观点虽然不同于你的观点，但可能也是解决问题的一个方法。建议每对夫妻之间每周安排一两次"倾听"和"被倾听"的时间，然后你便会发现你们之间的许多分歧正在悄然消失。

夫妻是两个独立的个体，双方都应保持自己独特的个性，并尊重对方个性的发展，要意识到这两种个性是互补的。

要意识到，强求对方的观点与自己的观点一致，是不可能的，也不是必需的。

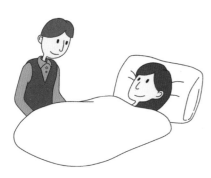

第16天
月经周期的生活宜忌

月经期是女性特殊的生理时期之一，此期间由于女性抵抗力较差，很容易遭受疾病"骚扰"。经期预防疾病，方方面面都要注意。

月经期宜忌：

不宜进行性生活；

不宜穿紧身衣裤；

不宜进行剧烈体育运动；

不宜洗头；

不宜多吃盐；

不适宜吃生冷的食物。

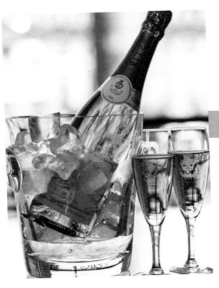

经期女性身体抵抗力处于较低状态，各组织器官的机能都可能受到影响，要保护好自己。

记录月经的时间和情况，第一次孕检的时候医生会询问此问题。

经期生活有禁忌

别饮酒：有研究认为，女性在月经期间体内激素水平发生较大波动，此时饮酒较平时更易醉，且酒精对肝脏的负担也会进一步加重，所以建议女性朋友月经期间尽量少喝酒。

别拔牙：经期女性体内的血小板数目减少，血液凝固性比平时降低。如果此时进行创伤性手术，包括拔牙都可能难以止血。

别用活血化瘀药：很多活血化瘀的中成药同时具有抗凝、抗栓效果，使用后会扩张血管、加速血液流动，而血运的改变会进一步造成经血流失过度。

别按摩捶腰：女性在月经期大力按摩或捶打腰部，会导致盆腔充血更加严重，反而会使腰酸背疼现象加剧。

别大声唱歌：月经期不但盆腔充血，而且喉部声带毛细血管以及鼻咽部黏膜也会产生一定程度的充血和水肿。

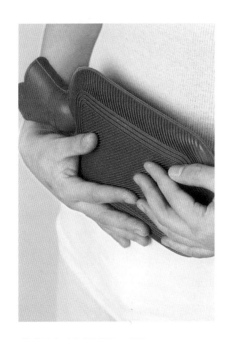

化解女性经期不适

处在经期的女性总是容易心烦意乱，动不动就爱发脾气，也比平时更加敏感。那么应该如何才能化解这莫名的坏脾气呢？

怕冷型：生理期腹部受寒会导致痛经，使人情绪烦躁低落。要做好保暖，尤其是下半身，可以穿厚内衣或厚袜子。至于腰部以下，不要穿裙子，改穿长裤，痛经严重时可采取局部热敷。要小心别受寒，不要吃冰冷食物，多吃温性的食物。一旦疼痛缓解，人的情绪也会改善。

血液循环不良型：血液循环不佳会导致经血不畅，引发痛经，使人痛苦烦躁。要多活动身体，要是工作累了，就伸展一下身体或是来回走动一下。最好不要使用卫生棉条，这样只会让血液循环更差，使用卫生巾最好，而且要勤换卫生巾。避免长时间坐着，要多走路，让骨盆的血液循环好些。可以喝些姜黄茶，或是中药的玫瑰花、红花、山楂。

贫血型：容易头晕，一站起来就眼冒金星，皮肤摸起来粗粗干干的，精神不集中，老是健忘。生理痛虽然没有痛到受不了的程度，但会觉得腹部不舒服，还会腰酸背痛以及并发各种不适的症状，而这症状可能会持续许久。平时不要用眼或用脑过度，睡眠要充足，日常饮食生活要注意补血。每晚十二点以前睡觉，睡足八个小时，第二天也不要赖床。若是睡不着可以喝杯热牛奶。可以吃动物肝脏或深色食物。工作一小时就休息十分钟，到了傍晚反应会变迟钝，重要的事最好在三点以前做好，不要泡很热的热水澡或是泡太久。建议喝红枣茶或枸杞茶，中药可试当归与龙眼。

压力过大型：生理期前就会出现精神不安定现象，情绪变得焦虑不安，容易发脾气。贪食与厌食两种现象不停地重复着，老是放屁或打嗝，不是便秘就是拉肚子，会长痘痘。每个月的痛经症状不同，会随当时的身体状况改变，在经期前会腹胀或腹痛，但是月经一来这些症状会消失。月经有时会提早，有时迟来。

平时就要学习控制情绪，可以利用芳香疗法来放松及运用呼吸法来镇静精神。日常生活作息要正常，生理期可听听音乐或喝喝药草茶来安抚情绪。平常房里可以放些绿色植物，布置一个舒适的环境。起床后可以做些简单的伸展操，如果有时间可以去散散步。

虚弱型：生理期前，脚就会浮肿，肿到连鞋子都穿不下，不是生理期却出现不正常出血，容易疲劳，且腰酸背痛，不太有食欲，容易感冒或拉肚子。经期会情绪低落烦躁。

三餐不能少，多摄取好消化、营养均衡的食物，如五谷类与豆类。早餐一定要吃。因为肠胃比较弱，吃东西时要细嚼慢咽。为了有足够的体力，一定要睡足八小时，生理期最好多睡一两个小时。虚弱型的人不适合做激烈运动，若是想运动，最好选晚餐后，散步是最好的。

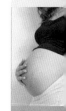

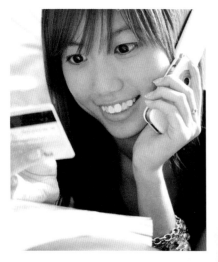

第15天
排卵期的注意事项

女性的排卵期会受情绪、压力等很多因素的影响而推迟或提前，要注意调整好工作和生活节奏，保持好心情，积极迎接小生命的到来。

保持好心情的重要性：

当人体处于良好的精神状态时，

精力、体力、智力、性功能都处于高潮，

精子和卵子的质量也高，

此时受精胎儿素质最好，有利于优生。

女性的紧张情绪刺激经过传入神经通路，可激活下丘脑，继而传入垂体神经部，会影响性腺激素的分泌，从而抑制卵巢排卵。

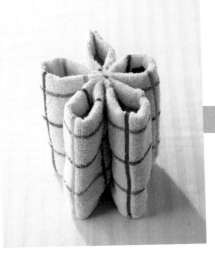

排卵期的女性，身体抵抗力会下降，这时候女性要做好生活防护措施，以防感染病菌。

安心渡过排卵期

注意个人卫生：要有自己专用的毛巾，尤其在排卵期不能使用他人的毛巾，以防受到感染。在淋浴时用流动的水清洗私处。

清洗私处：每次排泄后，最好养成用温水清洗的习惯，以免肠道细菌趁机拐入阴道，引起炎症。

喝足够的水：要饮用足够的水，这样可以减少在尿道滋生的细菌。

勤换干净内裤：卧具要经常更换，保持清洁。最好穿着吸收力强且透气的全棉内裤，在炎热的季节，最好不要穿紧身裤袜。

注意异常症状：个别女性在排卵期会出现阴道出血的情况，排卵时成熟的卵泡破裂，卵子排出，雌激素水平迅速下降，使得受雌激素营养而呈增生反应的子宫内膜失去支持而出现少许出血。这并不会影响卵子的质量，但如果发生严重的腹痛，最好去医院检查。

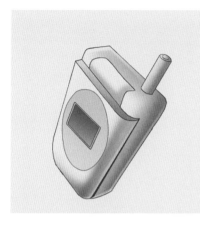

不要完全相信计算排卵期的 APP

手机 APP 速测排卵期主要是针对平时月经周期特别规律的女性而设的，因为这类人群测出来的安全期和排卵期相对来说会比较准确。而平时月经不太规律的女性，只可以作为参考，最好配合其他测排卵方法一起使用。有不少女性用 APP 计算安全期来避孕，这是不合适的，因为每个人的月经周期和规律不同，只能当作参考。如果真想避孕，还是用其他方式更保险。

性生活宜顺其自然

如果仅仅为了怀孕，而在排卵前后这段时间集中过性生活，是不可取的。长期中止性生活，精子会丧失受精与运动能力，使受孕概率下降。

此外，同房次数太少，精子与卵子相遇的概率小，也不利于怀孕。如果仅在排卵那几天享受性生活，一方面精子质量会下降，另一方面男方易疲惫、乏力，导致双方精神过度紧张，影响规律排卵。所以，计划怀孕的夫妻应该放松心情，顺其自然，适度调节。

性生活卫生不容忽视

排卵期中性生活的卫生不容忽视。有关专家表示，不注意性生活卫生，会加大生殖道感染的概率。

男性的包皮与龟头之间，常藏有白色的包皮垢，里面有很多细菌，如不及时清洗会造成阴茎头和包皮炎。有时候男性可能并没有任何症状，却可以通过性生活使女性感染。包皮垢还是女性宫颈癌的发病因素之一。

女性尿道、阴道、肛门紧邻，病菌容易相互感染。如果事前不做清洗，阴道口的污物很容易被带入阴道内，引起炎症。因此，房事前男女双方一定要仔细地清洗外生殖器。

男性要注意洗净阴茎、阴囊，并将包皮向阴茎根部牵拉，以充分暴露出阴茎头和冠状沟，并清洗干净。

女性清洗外阴要注意清洗大小阴唇间、阴道前庭部，阴道内不需要清洗。

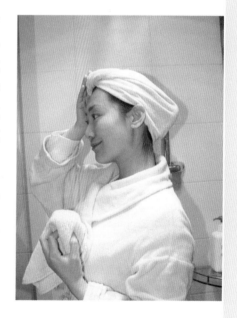

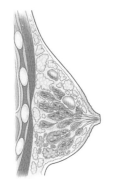

第14天
保护好乳房

乳房是女性的一大标志性器官，它不仅是凸显身材的性感武器，也是哺育后代的滋养源泉，因此呵护乳房健康非常重要。

从备孕期起开始护理乳房，对产后泌乳、哺乳有重要作用。

乳房自我检查的时间：在月经来潮后的第9~11天。对于初学乳房自我检查的女性，可在1个月内的几个不同的时间进行检查，之后再改为每月1次例行检查。

自检步骤：先摸乳房，再摸腋下，用中指和食指的指腹顺着一个方向全面检查乳房，感觉是否有硬块。仔细观察每一侧乳房的外观、大小、皮肤颜色和乳头颜色有无异常，乳房是否有湿疹，或者皮肤是否出现橘皮样改变。检查乳房上部与腋下结合部有无异常。双手举过头顶，身体转向一侧反复观察乳房的侧面。用同样的方法观察另一侧。看大小、形状、位置有无异常变化。双手平稳地放在臀部，用力按压，觉得胸部的肌肉紧张起来，然后进行观察，看乳房是否有异物突起。

健康的乳房是母乳喂养的基础

孕前进行细致的乳房检查，排除可能的疾病，可以为母乳喂养打下良好的基础。如果乳房有包块、溢液或其他异常情况要尽早检查，排除乳腺疾病。怀孕后激素水平会发生改变，可能导致乳腺疾病越来越严重，加大治疗难度，影响孕妈妈和胎宝宝的健康。乳腺有炎症也要在怀孕前治疗，以免治疗时用药影响胎宝宝发育。

经常用清水冲洗乳头、乳晕，并在清洗后的乳头及乳晕上涂一层油脂，用拇指和食指轻轻抚摩乳头，及早向医生请教矫正内陷或扁平乳头的有效方法。用热毛巾敷盖乳房并轻轻按住，用指腹在乳房周围以画圈方式进行按摩。戴宽松的胸罩，防止过紧使乳腺发育不良及胸罩上的纤毛阻塞乳腺管。

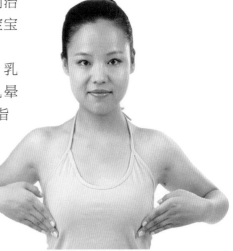

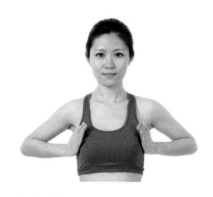

第13天
不良习惯伤害乳房

乳房是非常柔嫩的部位，如果乳房保养的措施不到位，疾病就很容易长驱而入，影响身体的健康。当然也影响今后的母乳喂养。

乳房是女性的亲密朋友，需要一生呵护。一些不良生活习惯却会使它们"受伤"。

内衣装饰太多

蕾丝多是涤纶、锦纶和氨纶制成的，易引起皮肤过敏，对哺乳期女性来说，可能会堵塞输乳孔或输乳管，造成泌乳障碍或乳腺炎。

衣服太紧

太紧的文胸、过瘦的外衣都会直接影响血液循环，使乳房下部血液瘀滞。对处于发育阶段的少女来说，会直接影响乳房发育。因此，最好少穿紧身衣，文胸尺寸应以乳房与文胸间能容纳一两根手指为佳。

趴着睡觉

乳房下垂内因主要是悬韧带的松弛，外因是地心引力。所以女性的最佳睡姿是侧睡，并在乳房下垫个枕头，以便其获得足够的支撑力。平时可适当做一些扩胸、深呼吸、甩手、转腰等运动，可促进乳房坚挺。

戴文胸睡觉

每天戴文胸超过 17 小时的女性，乳癌风险比短时间戴文胸或不戴文胸者高 20 倍以上。这是因为乳房长时间受压，淋巴回流受阻，造成乳房胀痛不适。

盲目减肥

盲目节食或药物减肥，会造成性激素分泌失调，影响乳房发育。因此，发育期的女孩不要盲目减肥，可通过健康饮食、运动等方式保持体形。

运动时不穿运动文胸

任何强度的运动都可以使女性胸部受震动，不穿文胸会导致乳房严重下垂，而普通文胸又不能很好地固定胸部，导致乳房组织损伤，出现胀痛感。因此，运动时一定要穿运动型无钢圈文胸。

不清洁乳头

乳头清洁不但关系女性自身乳房健康，还会影响哺乳下一代，尤其是先天性乳头凹陷的女性。清洗时，应以乳头为中心，做旋转式按摩，轻轻揉搓掉上面的死皮。

爱吃甜食

长期摄入高糖食物，血液中胰岛素含量始终处于高水平状态，造成乳房中胰岛素大量增多，并不断繁殖乳癌细胞，进而导致乳腺癌。日常饮食应以谷类、豆类为主，多吃新鲜果蔬。

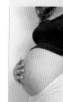

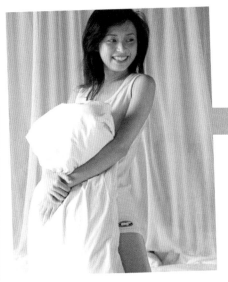

第12天
制造浪漫有利受孕

相爱的两个人，即将拥有爱情的结晶，想一想都是满心喜悦。

浪漫的时刻，抛掉所有烦恼，全身心投入，高潮既是享受，也是受孕的好机会。

几个你可能感兴趣的数字：
每个月经周期的受孕率为23%左右，婚后在不避孕的情况下，半年内约有60%的女性怀孕，

一年内有80%~90%的女性怀孕，还有10%~20%的人在一年以后怀孕。

孕前准备每天一页

和谐的性生活是受孕的基础

和谐的性生活是爱情的升华，性高潮是性生活质量高的表现之一。以受孕为目的的性生活特别需要性高潮，以提高怀孕的概率。有研究表明，女性在性高潮时孕育的孩子会更聪明。

女性在达到性高潮时，阴道的分泌物增多，分泌物中的营养物质如氨基酸和糖增加，使阴道中精子的运动能力增强。同时，阴道充血，阴道口变紧，阴道深部皱褶却伸展变宽，便于储存精液。子宫颈口松弛张开，宫颈口黏液栓变得稀薄，使精子容易进入。性快感与性高潮又促进子宫收缩和输卵管蠕动，帮助精子上行。这一切，都非常有利于受孕。

性生活不和谐，容易造成双方情志不畅。对女性而言，会影响排卵和输卵管的正常活动；对男性而言，可能影响勃起功能和持续时间，容易出现早泄等问题。最终，性生活频率和质量进一步下降，影响受孕。

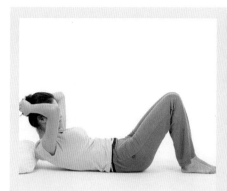

每天坚持做仰卧起坐

备孕时，每天做仰卧起坐30个，可以提高女性的孕力。有些女性不爱运动，有专家表示，如果多做脚部运动，可强化下腹腔血液循环，减少长时间的坐姿带来的不适，避免脑部充血。每天做仰卧起坐30下，可强化腹直肌的力量。腹直肌肌力弱是体力差的标志，也关系到任脉与胞宫的生理功能。所以多锻炼能增强孕力，对于将来怀孕的体力负荷与生产都大有帮助。

不同季节受孕的差异

胎儿的生长发育有一定的规律性，从受孕到孕3月时，胎儿的大部分器官已基本形成，以后主要是继续生长和各种功能的发育。一般来说，怀孕前3个月往往是整个妊娠最关键的阶段。而一年中的四季又各有其特点，所以在不同季节受孕及度过早孕期，对胎儿的发育会有不同的影响。

春秋季节的气温在我国大部分地区对人都很适宜，人们在户外活动的机会较多，日照时间较长，此时受孕能呼吸大量的新鲜空气，对胎儿的神经系统发育大有好处。但是，春秋季节往往是某些传染性疾病易发的季节。如在秋冬或冬春季交替时，温差变化较大，气候干燥，特别是北方的秋天，流感的发病率较高，虽

然流感病毒能否直接威胁胎儿尚不清楚，但是流感所引起的发烧，特别是发生在早孕期，会使自然流产、死胎、畸形儿的发生率增加。所以，在春秋季节怀孕时要注意预防感冒，少去人口密集的商场、影剧院，并注意与感冒患者的隔离，以减少患病机会。

夏天，食物丰富对营养摄入有利，但是由于天气炎热，出汗较多，使人们常常大量食入冷饮、瓜果蔬菜，即使是鸡鸭鱼肉也愿意吃凉的。如果这些食物未洗干净或已变质，常使胃肠道感染性疾病的发生率增加，轻者腹泻、呕吐，重者会出现高热、脱水及电解质紊乱，需用抗生素等药物治疗，而所有这些都会对胎儿产生不良影响。因此，在夏季怀孕时，要注意饮食卫生，特别是瓜果蔬菜要洗净，不要食入已变质的食物。

冬季由于天气寒冷，人们尽可能减少户外活动，大部分时间是在有暖气的屋里度过。如果门窗紧闭，不及时换气，不仅会使孕妈妈本人感到全身不适，也会对胎儿的生长发育，特别是对中枢神经系统的发育有不良影响。

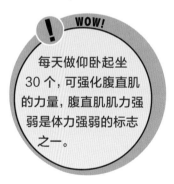

WOW! 每天做仰卧起坐30个，可强化腹直肌的力量，腹直肌肌力强弱是体力强弱的标志之一。

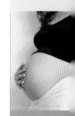

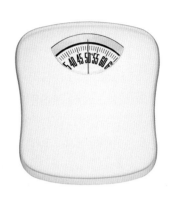

第11天
孕前孕后体重超标的危害

如果备孕女性在孕前就体重超标，怀孕后一定要继续关注体重这一问题，做好严格的体重管理工作，这对于母婴健康有着十分积极的作用。

体重看似是不重要的生育指标，但它对于怀孕及产后女性自身的健康和胎宝宝的健康都有很重要的影响。

妊娠高血压

孕期若是体重增长过快，孕妈妈们易患妊娠高血压综合征，这对孕妈妈和胎儿都是极为不利的。很多孕妈妈都没意识到超重会导致的严重后果，往往到了孕晚期时，就会突然出现浮肿、头痛、昏迷等症状。

顺产困难

在孕期若是摄入过多的营养，有可能导致胎儿巨大，顺产困难，同时还会导致孕妈妈脂肪囤积，体重超标。待到生产时，就会使得产道阻力增大，顺产困难。

剖宫会更危险

有些体重严重超标的孕妈妈，不得已选择了剖宫产，但殊不知剖宫产可能更危险。超重的孕妈妈肚皮上的脂肪太过于充盈，手术视野暴露不充分，胎儿取出困难。脂肪组织厚、伤口张力大、可能发生脂肪液化等。这对胎儿和孕妈妈而言，都是极为不利的。

出现巨大儿

若是出现巨大儿，无疑增加了顺产的难度。因为巨大儿的头比较大，在生产时，胎儿进入骨盆入口处时，头不易出来。

产后肥胖症

孕期体重不加以控制，在产后就极易出现肥胖症。产后最重要的就是下奶、瘦身。若是孕期超重，产后瘦身可不是件容易的事，大量的脂肪囤积在体内，影响体态美，生产完后又需要母乳喂养，不能立即减肥，会使新妈妈产生焦虑抑郁的情绪，影响产后恢复。

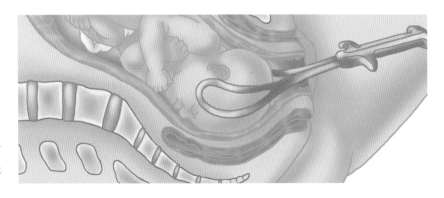

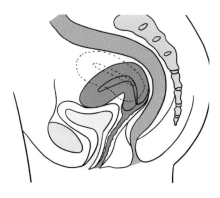

第10天
子宫前位或后位

女性正常子宫的位置有三种，子宫前位，子宫平位和子宫后位。子宫前位和后位的区别就是怀孕概率不一样。

一般来说，子宫前位是正常的。而子宫后位会根据后倒的程度不同，分为Ⅰ、Ⅱ、Ⅲ度。

子宫前位和后位的差别

一般来说，子宫前位是正常的。而子宫后位会根据后倒的程度不同，分为Ⅰ、Ⅱ、Ⅲ度。轻度子宫后位（Ⅰ-Ⅱ度）一般不出现症状，无须治疗，重度子宫后位常出现症状，主要表现为腰酸。轻者仅为腰部酸胀不适，重者整个腰部、骶尾部及两侧髂部均感酸胀难忍，个别患者酸胀延伸到下背部和两侧腹股沟。小腹部酸胀和肛门坠胀感往往同时并存，劳累和月经期症状往往加重。若得不到及时矫正，还可继发痛经、月经不调、白带增多、性感不快、流产、不孕等。子宫后位的患者在受孕三个月后，若后倒子宫仍未自动纠正，则膀胱颈部及尿道的变位和宫颈上翘，可压迫后尿道发生急性尿潴留。

子宫前位和后位的区别就是怀孕概率不一样，一般来说子宫后位怀孕的概率相对比较低，但也不是不能怀孕，所以子宫后位的女性朋友不用那么担心。

通过B超可看前位后位

子宫后位一般不会影响性生活，但子宫后位有可能会影响怀孕。子宫后位是临床比较常见的子宫位置，包括子宫后倾和子宫后屈。子宫后位多为正常表现，部分可能合并有妇科疾病。

如何判断子宫是前位还是后位，一般来说到医院做妇科检查与B超检查就可以。子宫后位如果不伴有其他症状或者不适，就不用担心，多半是生理性的，受孕率也不受影响。子宫后位是非常正常的，没有一个人会因为子宫后位去做手术。子宫后位的受孕概率和子宫前位稍有不同，绝大多数都是可以顺利怀孕的，而且生完宝宝后也不会对身体产生影响。

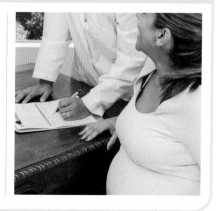

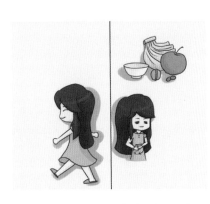

第9天
顽固便秘不是小问题

便秘看似小事，实际很痛苦。便秘会导致备孕女性体内毒素堆积，并导致情绪不佳，食欲也受到很大影响，这都对备孕女性的健康很不利，会影响受孕。

长期便秘，肠道毒素堆积，对发育中的胎宝宝影响严重。

多种调理方法组合使用

多运动勤按摩：每天散步30分钟。早上先做腹式呼吸后再按摩，晚上先按摩后再做腹式呼吸。按摩时两手搓热后相叠，用掌心在以肚脐为中心的腹部以顺时针方向转圈按摩，不少于30圈。

多吃水果蔬菜：大多数人便秘都是因不良生活习惯而引起的肠道蠕动功能异常，肠道本身并没有器质性疾病。调整不良生活习惯是解决便秘的根本方法，如不熬夜、多吃水果蔬菜等。

多饮水，正确饮水：可以每天早上起床后喝一大杯温水。

选择海藻类、薯类等富含膳食纤维的食物：海藻类、薯类等富含水溶性膳食纤维的食物，不仅能够缓解便秘，并且能够把肠道内的胆固醇也一起排出来。

习惯性便秘要在孕前纠正

排便次数明显减少，每两三天或更长时间一次，没有规律，粪质干硬，常伴有排便困难感，这就是便秘。很多女性以为便秘是小问题，但如果怀孕后仍然便秘(怀孕可使原有便秘加重)，害处便会很多。

孕妈妈会在孕早期感到腹胀不适，大便时增加腹压易引起子宫收缩，严重时可导致流产。孕晚期便秘则可能导致早产。大便时蹲坐时间过长，孕妈妈体位改变可能导致血压的改变，如体位性低血压，出现晕厥现象。

如果合并胎盘低置或盆腔肿物，腹压的增加可以导致阴道出血，盆腔肿物扭转致腹痛等异常。所以有习惯性便秘的备孕女性要在孕前纠正，备孕女性应当听从医生的劝告，多方面调整，纠正便秘的状况后再尝试怀孕。

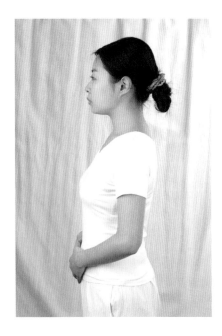

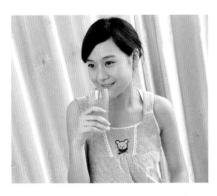

第8天
孕前治愈痔疮

经历过怀孕的女人都知道，孕妈妈是痔疮的高发人群，孕期患痔疮是再平常不过的事情，非常影响孕期情绪，严重的甚至会影响胎儿健康。

治好痔疮是一门孕前"必修课"，不光是为了孕期避免痔疮的折磨，更多还是为了胎宝宝的健康。

怀孕加重痔疮

怀孕后，孕妈妈盆腔内动脉血流量增多，痔疮的发生率就会明显提高。怀孕以后，逐日增大的子宫使直肠、肛门受压而发生痔疮，还有些孕妈妈是因便秘引起痔疮。由于排便用力，或排便时间太久，导致肛门周围的静脉充血、肿胀，形成痔疮。当痔核暴露在外面收不回去的时候，就会非常疼痛，连坐下来都困难。

分娩之后，子宫恢复到怀孕前的大小，影响盆腔内静脉血液回流的因素已经祛除，肛门处静脉丛瘀血情况得到了改善，部分痔疮也就有可能自然消失了。但也有很大一部分痔疮由于分娩时用力而变得更为严重。因此如果原来有痔疮的女性，在怀孕前应积极治疗痔疮。

> **！WOW!**
> 能否顺产与有没有痔疮没有直接的关系，如果符合顺产条件，即使有痔疮也不影响顺产。

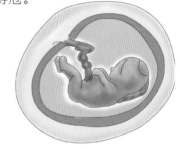

搞定痔疮问题

保持大便通畅，防止和治疗便秘。备孕女性除了注意营养充足外，还应该适当多吃些含膳食纤维较多的蔬菜，帮助增加肠蠕动。

促进肛门部位的血液循环，帮助静脉回流。选择好的痔疮膏，如果已经怀孕，要注意膏药成分对胎儿无害，另外，备孕女性也可在临睡前自我按摩尾骨尖的长强穴。

要避免对直肠、肛门部的不良刺激，及时治疗肠道炎症和肛门其他疾患。不要大量饮酒。

要适当地做些肛门保健操，如提肛运动。每天坚持做10~30次提肛动作，即有意识地收缩肛门，增强盆底肌肉的力量和肛门周围的血液循环，有利于排便和预防痔疮。

如果排便时痔核脱出，应及时处理：洗净肛门，躺在床上，垫高臀部，在柔软的卫生纸或纱布上放些食用油，手拿油纸，将痔核轻轻推入肛门深处，然后塞进一颗肛门栓。不要马上起床活动，做提肛运动5~10分钟。

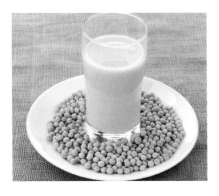

第7天
预防妊娠糖尿病从现在做起

妊娠糖尿病的高危人群：孕妇年龄超过35岁；近亲中有糖尿病人；肥胖；反复自然流产；曾有过找不到原因的早产和畸形史。

妊娠糖尿病对孕妈妈和胎儿都有危害，应早了解、早预防、早干预。

早了解早预防

如果是比较胖的女性，怀孕前应适当减重，将BMI控制在18~24范围内。整个孕期体重增长不超过12.5千克。

多吃蔬菜和全麦食品，少食脂肪。水果中糖类的含量也较高，应该有限度地摄取。

适量运动，散步、打球等运动可降低患病概率。有研究表明，在孕前4~6个月经常参加体育活动，比孕期加强运动更有助于预防妊娠糖尿病。

如果发现血糖偏高，就要马上看医生，并制定治疗方案。

本身患有糖尿病的女性如果怀孕，必须接受内科和妇产科医生的检查，制订严格的饮食方案、进行药物控制和严密的监控。

妊娠糖尿病的危害

妊娠糖尿病是指在怀孕时才出现高血糖的现象，其发生率为1%~3%。糖尿病除了该病本身对孕妈妈的健康造成损害，其并发症的危害程度也不可小觑，主要有以下症状。

羊水过多症：随着妊娠月数的增加，患病率增高，大约为10%。

末期妊娠中毒症：发病率占30%~50%，而没有糖尿病的妊娠发生率是10%~15%。

早产儿的夭折：早产儿的死亡率是正常情况的数倍。

婴儿体重过大：健康的孕妈妈产下过重婴儿的概率在5%以下，但是有糖尿病的孕妈妈可高达20%~25%。

先天性畸形：健康的孕妈妈生畸形儿的大约占1%，而患糖尿病的孕妈妈则占6%左右。

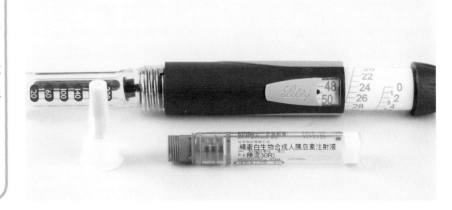

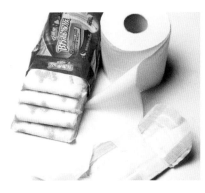

第6天
私处清洁要有度

正常阴道内虽有多种微生物存在，但这些微生物形成生态平衡并不致病。阴道生态平衡一旦被打破或外源性病原体侵入，即可导致炎症发生。

适当清洗外阴可及时清除分泌物，保持干净、清爽、卫生很重要。

特殊情况下如何清洗阴部

用温水淋浴是最好的方式。如果无淋浴条件，用盆洗时，必须专盆专用。清洗阴部前应先洗净双手，然后从前向后清洗外阴，再洗大、小阴唇，最后洗肛门周围及肛门，每天一两次即可。

月经期间：勤换卫生巾，用温水冲洗。不要用冷水清洗，即使在夏天也是如此。月经期间因子宫内膜在月经期有无数个小伤口，子宫颈口张开，洗澡时最好淋浴，不可盆浴、坐浴，以防脏水进入阴道。此外，大便后，要从前向后揩拭，以防污染阴道。

怀孕期间：白带会明显增多，特别容易感染病菌，因此每天应用温水清洗至少2次。内裤要每天更换，并立即洗干净，挂在阳光下晾晒。如果白带量明显增多且有异味，应在第一时间就医。

滴虫性阴道炎：每天可清洗一两次，选用偏酸性清洗液，防止毛滴虫生长，不仅要清洗外阴部，同时还需清洗阴道。

真菌性阴道炎：每天清洗一两次，选用碱性清洗液，防止真菌生长，外阴部和阴道同时清洗。

宫颈炎症：每天清洗一两次，采用电熨治疗后1个月内避免盆浴和阴道冲洗，子宫颈放药后禁止坐浴。

> **! WOW!**
> 怀孕期间的私处清洁更要加强，穿宽松棉质的内裤，每天更换和清洗。

不要随意使用洁阴用品

研究表明，有些女性频繁使用清洗液反而增加了炎症性疾病或性传播疾病的发生。由于清洗液使阴道酸性环境受到破坏，改变阴道的酸碱度和局部微生态环境，导致阴道内菌群失调，增加各种妇科炎症的发生率；还可破坏精子，影响精子的质量和数量，降低女性受孕率。

所以，在使用能够去污灭菌的保健性洁阴用品时，最好遵医嘱，不要错误使用含酸碱性的清洗液，否则会破坏阴道内的生态环境。正常情况下清洗阴部尽量少用阴道清洗液，只要用温水清洗就行，不要进行阴道内清洗。

第5天
胚胎停育咋回事

受精卵就像一颗种子，要经历一系列复杂而奇妙的过程才会最终成长为一个健康的宝宝，如果在最初的阶段，受精卵就没有发好芽，那么它很可能就会停止健康生长。

胚胎停育不同于孕中期和孕晚期的流产，它是在胚胎尚未形成的时候就停止了发育。

胚胎停育的症状

如果发生胚胎停育，孕妈妈的一切妊娠反应都会逐步消失。首先是恶心、呕吐等早孕反应逐渐减轻，乳房发胀的感觉也会随之减弱。然后阴道会有出血，常为暗红色血性白带。最后还可能出现下腹疼痛，排出胚胎。上述表现因人而异，有的甚至一点迹象都没有，就直接出现腹痛，然后流产，或胚胎停育后无症状，只有通过常规B超检查发现。

胚胎停育的原因

精子问题：环境污染、食品安全以及辐射等因素正损害着男人的精子。

内分泌失调：胚胎着床及继续发育依赖于复杂的内分泌系统彼此协调，任何一个环节失常，都可致流产。胚胎早期发育的时候，需要三个重要的激素水平，一个是雌激素，一个是孕激素，一个是人绒毛膜促性腺激素，作为母体来讲，自身的内源性激素不足，就满足不了胚胎的需要。

免疫因素：子宫内的胚胎或胎儿实属同种异体移植，因为胎儿是父母的遗传物质的结合体，和母体不可能完全相同。母胎间的免疫不适应而引起母体对胎儿的排斥。如果自身带某种抗体，就有可能影响胚胎的发育。

子宫异常：子宫的内环境和子宫整体的状况都有可能对胚胎有影响。内环境就是子宫内膜，如果太薄、太厚都会影响着床。

染色体问题：如果染色体异常，也会导致胚胎不发育而致早期流产。

生殖道感染：除以上因素外，感染所致孕早期流产愈来愈受到国内外学者的重视。妊娠早期严重的TDRCH感染可引起胚胎死亡或流产，较轻感染亦可引起胚胎畸形。

环境因素：如妊娠期生理状态的改变、母体对治疗药物和各种环境有害物质的吸收等。在发育初期，胚胎对治疗药物和环境因素的影响极为敏感，此时各种有害因素都可导致胚胎损伤，甚至流产。

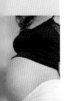

孕前准备每天一页

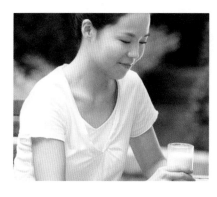

第4天
意外怀孕怎么办

意外怀孕，是要还是不要？很多夫妻可能还没有做好怀孕前的准备，或是孕前准备做得不够，一旦怀孕就纠结了。

用客观的态度对待意外怀孕才是科学的方法，分析一下近期的行为是否会对胎宝宝产生危害，没必要过于紧张。

受孕前吃了感冒药

这就要具体看所吃的药物是什么了，如果药品说明书上标明"孕妇慎用"，那这种感冒药相对来说问题不是很大，如果标明"孕妇忌服"，则需要引起注意。

最好咨询一下医生，比如吃了何种药物，吃的剂量如何，怀孕期的什么时间点服用的药物等，都要和医生讲明白，咨询具体的建议。

另外服药的时间也很关键。比如怀孕4周之内，是"有影响"或"无影响"的问题。而怀孕4周之后，是致畸的敏感期，更需要额外引起重视，咨询医生建议。准备怀孕的人要有这个意识：一旦月经没来，而身体有不适的症状，首先要想到是否会怀孕，不要盲目吃药。

> **！ WOW!**
> 在自然淘汰的机制下，有15%~20%的自然流产率。胚胎本身如果不健康，就会被自然淘汰掉。

怀孕前照了X射线

医用X射线的照射能伤害体内的生殖细胞，因此，为避免X射线对下一代的影响，孕前3个月应避免接受X射线透视（尤其是腹部透视）或扫描。虽说偶尔的检查对人体影响不大，但如果刚好在排卵期检查的，受到影响的概率就比较大了。

不过至于影响的大小。孕妈妈接受放射线的时间以及接受放射线的量，会决定胎宝宝将会承受多大的影响。如果有流产迹象，就别再费力保胎了，如果没有流产迹象则可以继续孕期，并密切观察。而怀孕4周以后，即胚胎2~8周，则是胎宝宝器官发育的关键时期，也是致畸的敏感期，应该尽量不接触X射线。

如果想继续怀孕，建议您做好孕产期保健，定期做产前检查，严密观察胎儿的发育情况，有异常及时到医院就诊。

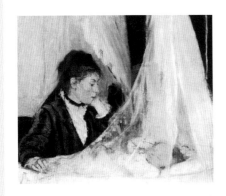

第3天
了解一些胎教的知识

其实，胎教不仅仅是怀孕之后才应该做的，怀孕之前对胎教进行一些了解也很有必要。怀孕前的心理状态、怀孕前的饮食规律、怀孕前的生活习惯，都会对胎儿造成影响。

怀孕前就应该先了解一些胎教知识。在怀孕之前，先调整好身心状态，就是关键的第一步。

美育胎教从一点一滴做起

培养自己对美的欣赏能力，为胎宝宝日后创造美的能力打下基础，就叫做美育胎教。

看：主要指阅读一些优秀的作品和欣赏优美的图画。同时还要到优美的自然环境中去感受大自然的美，从而让自己的心情愉悦。

听：主要是指听音乐，在欣赏音乐时，可选择一些主题鲜明、意境饱满的作品，它们能促使人们美好情怀的涌动。

体会：是指贯穿看、听活动中的一切感受和领悟。包括对美的事物的想法，感受和领悟。

愉悦情绪，使体内神经内分泌系统始终处于正常状态，提供给胎儿一个优越的发育环境，使其先天充足，日后自然健康聪慧。

好心情是最好的胎教

夫妻双方以健康的身心做好受孕准备，健康的精子和卵子相遇是生下健康婴儿的必需条件。孕期胎教的最终目的其实就是让孕妈妈感到美好和舒服，好心情是最好的胎教。

孕期要对自己有信心，相信自己的宝宝一定会是最棒的。多想宝宝的前途和美好的未来。经常和丈夫交流沟通，说出心里的想法，听取他的建议。参加社交活动，和自己喜欢的人聊天，讨论问题。家居布置整洁美观，饮食起居规律，按时作息，坚持锻炼。遇到不愉快的事时先想想腹中的胎宝宝，及时转移自己的注意力。

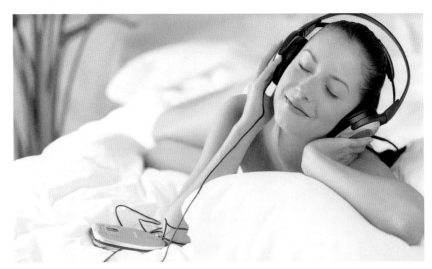

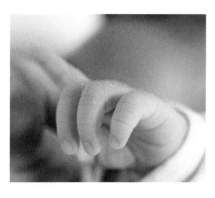

第2天
宝宝是爱情的结晶

孩子是生命的延续，是婚姻的纽带。有了孩子，我们才能够更成熟，更有责任感，更懂得热爱生命，享受人生的幸福。

经历了怀胎十月一朝分娩的痛苦，夫妻二人才能更加真切地感受到生命的可贵和不易。

改善两性关系

和谐美满的性爱，能增进夫妻感情，即使不是为了宝宝，也有必要使之越来越好。中医特别强调房事情绪，《万氏妇人科》上说："忧怒悲恐，则交而不孕，孕而不育。"如果每次性爱都过于期待"造人"成功，则容易焦虑，影响情绪，有些女性可能因曾经经历流产伤害而对性担心紧张。这些不良情绪会使气血逆乱，阴道酸性增高，怀孕概率降低。两心和悦、彼此情动时，女性阴道内碱性分泌物增多，有利于精子活动，容易受孕。

! WOW!

宝宝的到来是天时、地利、人和的结果，静静等待吧。

身体疲劳不宜怀孕

在极度疲劳的情况下受孕，对胎宝宝健康发育十分不利。怀孕前夫妻双方要做好心理准备，但是身体准备也是十分必要的。比如，工作或学习过于紧张疲劳时不宜受孕。特别是婚礼期间，新婚夫妻忙于操办各种事物，双方的体力消耗较大，生殖细胞质量有所下降，此时应该加强避孕措施。

不宜在旅途中受孕

有些夫妻会刻意在旅途中怀孕，这种做法十分不妥。因为在旅途中夫妻都会过度消耗体力，加之生活起居没有规律，经常睡眠不足，一日三餐的营养也容易不均衡。这不仅会影响受精卵的质量，还会反射性引起子宫收缩，使胚胎着床和生长受到影响，导致流产或先兆流产发生。调查显示，在旅游中怀孕的女性，其中大约有 20% 发生了先兆流产或早期流产。因此，即使在旅途中也要注意采取避孕措施，以免意外受孕。

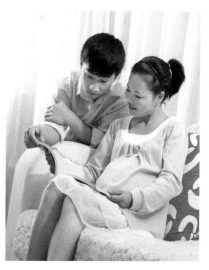

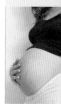

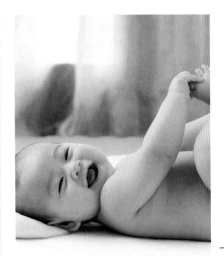

第1天
相信自己一定可以做个好父母

养育孩子的确是一件非常有挑战性的事情，养育孩子的过程也是父母成长的过程。耐心和爱，会让你们成为越来越好的"父母"。

好父母须知：

父母能够陪在孩子的身边，了解孩子的需求；

父母能够即时了解孩子的动态，知道孩子的心情；

父母参与到孩子的生活中，让孩子树立正确的人生观，帮助孩子健康成长。

孩子是否满足，并不完全取决于物质的多寡，父母陪伴时间的多少，陪伴质量的高低，才是决定孩子幸福与否的关键。

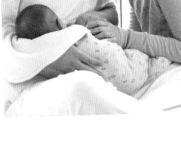

孩子需要的是一个幸福稳定的家庭，一对温和慈爱的父母，这才是孩子成长最关键的因素。

父母的陪伴无可替代

父母的陪伴对子女来说是无可替代的，孩子能从陪伴及亲子互动中获得安全感并诱发良性情绪，形成信任、依恋、期待等积极情感，学会交往、形成社会适应能力，并发展智力。

父亲在孩子成长中主要扮演三个角色：智慧的启迪、人格的塑造和做人的引导。研究发现，与父亲在一起时间越长、做的游戏越多，孩子有大智慧的可能性越高。

母亲主要扮演两个角色：习惯的养成和情商的培养。母亲的疼爱，能让孩子建立起依恋、信任、期待等积极情感，社会适应性更好，情商也更高。

父母多陪伴孩子，会提供给孩子很多社会角色来模仿：女孩模仿妈妈、男孩模仿爸爸，无论是性别角色、家务承担、家庭教育等都会得到潜移默化的渗透，并帮助孩子自觉定位，否则，孩子的角色意识、责任感等都会受到影响。

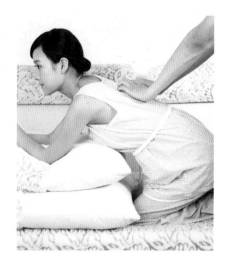

关注彼此的变化

正视夫妻双方因为孩子出生所做的牺牲：孩子出生后，两夫妻的生活会发生根本性变化，从社会活动、与伴侣独处的时间到财政状况……都对夫妻双方形成考验。对于谁来成为孩子的主要照顾方，更容易成为双方争执的焦点。

孩子出生后，一夜之间妈妈失去了职业认可、工作收入、自由和自主。而爸爸不仅要承受孩子带来的生活压力，也因为要保证家庭收入而倍感肩上压力重大。

当夫妻之间开诚布公地讨论生活中的这些变化并商量解决办法时，很多矛盾将获得缓解，夫妻之间可以讨论生活中有哪些部分已经永远失去了，但是也有些新的内容可以填补失去的生活。

思考自己原生家庭的育儿方式：对新手父母的挑战之一是需要确定采取什么样的育儿方式。与伴侣讨论自己的成长经历，不要照搬自己父母当年的教育方式，每个人在有了自己的孩子后，或多或少会把父母当年的教养方式用在自己的孩子身上。此时就要探讨，"我们是不是要让孩子跟自己当年一样成长？是否应该区别对待男孩和女孩？有哪些教育方法是我们要丢弃的？是按照我的方法教育孩子，还是按照你的方法教育孩子？"经过充分讨论，寻找最适合自己家庭的育儿方式。在养育的过程中，不断学习和成长。

少批评，多表扬：新手父母照顾孩子总会笨手笨脚，常常感到无助，此时互相鼓励就显得尤为重要。当一个人在学习某种新技巧时，鼓励、赞扬的话语比起挑刺儿、批评效果要好得多。这种忍耐或涵养在宝宝哭闹时尤其重要。

留出夫妻独处的时间：孩子出生后，原来二人世界的生活变成了整天柴米油盐围着孩子转，但即使这样，也应该忙里偷闲抽出时间，夫妻独处放松一下。

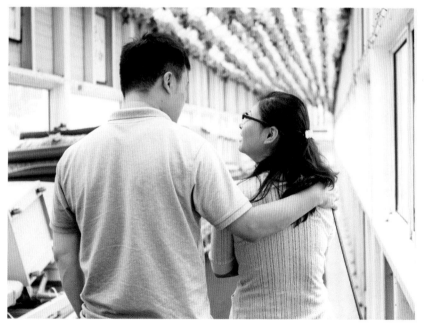

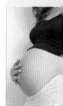

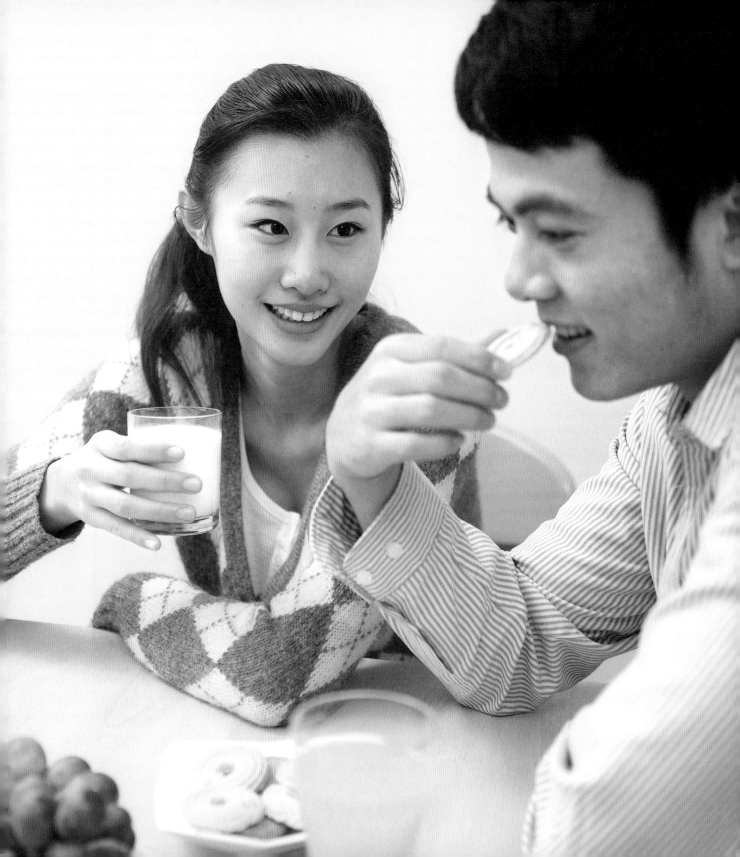

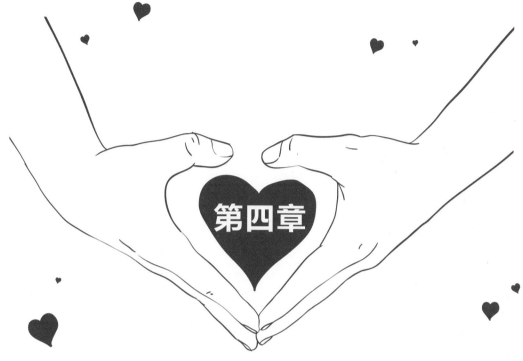

备孕吃什么速查

　　健康的身体、愉悦的心情、科学的饮食，备孕时三大要素缺一不可。此阶段夫妻双方都要开始调整饮食习惯和饮食结构，通过饮食打造更棒的身体。

备孕饮食全攻略

在备孕期间注意饮食，对以后宝宝的健康成长有重大的影响，掌握一些备孕饮食宜忌，更利于成功怀孕。

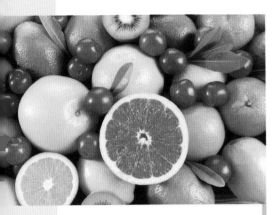

孕期，孕妈妈体内的钙质会有一部分转移到胎儿身上，钙质摄入不足，就不能满足胎儿生长发育的需要，影响胎儿乳牙、恒牙的钙化和骨骼的发育，出生后使孩子早早出现佝偻症；也会导致孕妇出现小腿抽筋、疲乏、倦怠，产后骨软化和牙齿疏松或牙齿脱落等现象。

宜适量补充的营养素

蛋白质： 蛋白质是构成生命体的重要组成部分，也是生成精子的重要原材料，孕前夫妻应合理补充富含优质蛋白质的食物。但不能超量摄入，蛋白质摄入过量容易破坏体内营养的摄入均衡，造成维生素等多种物质的摄入不足，并造成酸性体质，对受孕十分不利。

热量： 如果没有摄取足够热量以保持正常范围内的体重和体脂，则生育力下降的可能性很大。另外，妊娠前后体重不足可导致胎儿发育迟缓，并增大新生儿并发症的风险。所以孕前体重合格的女性孕前应停止减肥，均衡饮食，夫妻双方都要保证足够的热量摄入。

脂肪： 性激素主要是由脂肪中的胆固醇转化而来，体内脂肪是维持女性卵巢正常功能的必要条件。脂肪过少，会引起闭经及不孕。脂肪中还含有精子生成所需的必需脂肪酸，如果缺乏，不仅影响精子的生成，而且还可能引起性欲下降。肉类、鱼类、禽蛋中含有较多的脂肪，适量摄入有利于性激素的合成，有益男女生殖健康。

钙： 孕前女性钙量充足，宝宝出生后，较少出现夜惊、抽筋、出牙迟、烦躁及佝偻病等缺钙症状，孕妈妈也能缓解小腿抽筋、腰腿酸痛、骨关节痛、浮肿等孕期不适，预防骨质疏松。

铁： 铁是血色素的重要成分，胎儿生长发育迅速。如果缺铁，易导致孕妈妈孕中晚期贫血。

锌： 锌是人体新陈代谢不可缺少的酶的重要组成部分。锌缺乏可影响生长发育，并影响生殖系统。锌对于男性生育功能也起着重要的作用，因此男性应在备育期间补充锌。

维生素：维生素不仅是人体生长发育的必需营养素，也是维持正常生殖功能不可或缺的物质。充分补充维生素，对精子的生成、提高精子活性具有良好效果。对孕妇而言，维生素缺乏可能导致流产，早产等。新鲜的蔬果、肉、蛋、奶、肝脏等富含多种维生素。

碘：碘堪称智力营养素，孕前补碘比怀孕期补碘对下一代脑发育的促进作用更为显著。备孕女性最好能检测一下尿碘水平，以判明身体是否缺碘。食用含碘盐及富含碘的食物，可满足体内碘需求，海带、紫菜、干贝、龙虾、鲜海鱼等含碘丰富。

α-亚麻酸：α-亚麻酸是构成人体细胞的核心物质。孕妈妈和胎儿在摄入 α-亚麻酸后，在人体内的多种酶的作用下，通过肝脏代谢出机体必需的 DHA 和 EPA。DHA 和 EPA 是构成脑磷脂、脑细胞的基础物质，是大脑形成和智力发育的必需物质。

胆碱：胆碱在体内经过一系列生化反应，合成乙酰胆碱，乙酰胆碱是人脑细胞的一种神经传导物质，其含量越高，传递速度越快，记忆力就越强。胆碱主要存在于鱼、肉、蛋、大豆等食物中。宝宝脑部的发育基本上是在孕早期一次性完成。如果在这一黄金期缺乏充足的脑部营养，将导致脑细胞永久性减少和发育不充分，那么日后宝宝的智力开发也是欠缺空间的。

叶酸：叶酸是一种 B 族维生素，它能降低心脏病、中风、癌症、糖尿病的发病率，而且能降低胎儿神经管畸形的发生率。备孕女性应从孕前三个月开始到怀孕后三个月，每天补充 0.4 毫克叶酸。绿叶蔬菜、谷物、豆类均富含叶酸，也可以服用叶酸片剂。

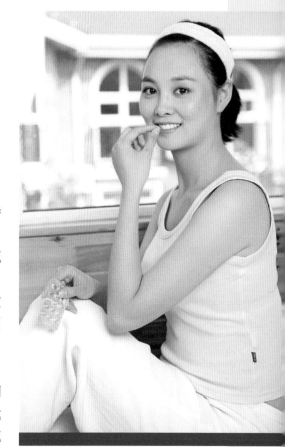

> **有些女性在备孕期就吃大把量的维生素补充剂，觉得这样就可以把营养补起来。**

其实维生素补充剂只是为了强化营养，并不能替代健康饮食，而且有一些非处方的补充剂可能会包含大剂量维生素和矿物质，过量摄入对于身体并没有益处。明智的做法是请医生为你推荐一种适合你的维生素补充剂，并定时定量服用。

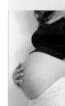

夫妻双方宜同补叶酸

孕前和孕早期补充叶酸对胎宝宝的发育至关重要，可以促进胎宝宝神经发育，所以备孕夫妻一定要重视。但是补叶酸的量要适宜，以免过犹不及。

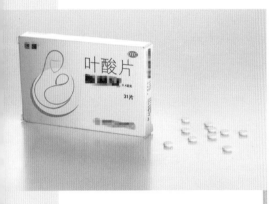

孕前每天应摄入 0.4 毫克的叶酸，怀孕后每天应摄入 0.6 毫克，对预防胎儿神经管畸形和其他出生缺陷非常有效。一般来说，叶酸片吃到怀孕后 3 个月即可停止，并非整个孕期都一定要服用叶酸片。

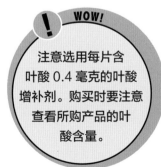

注意选用每片含叶酸 0.4 毫克的叶酸增补剂。购买时要注意查看所购产品的叶酸含量。

孕前 3 个月补叶酸

叶酸是在绿叶蔬菜、谷物和动物肝脏中发现的一种 B 族维生素。人体自身不能合成叶酸，必须经食物或药物补给。

孕前补充叶酸，可预防胎儿神经管畸形的发生概率，并降低胎宝宝眼、口唇、心血管、肾、骨骼等的畸形率。之所以要在孕前补充叶酸，是因为叶酸在进入体内后，至少经过 4 周时间才能作用于身体，而在孕前 3 个月补充叶酸，正好可以影响受精，保证早期胎宝宝神经系统的正常发育。因此，最好提前 3 个月开始补充叶酸。

备育男性也要补叶酸

一个健康男性的精子中，有 4% 的精子染色体异常，而精子染色体异常可能会导致不孕、流产以及婴儿先天性愚型。男性多吃富含叶酸的食物，可降低染色体异常的精子所占的比例。有研究表明，每天摄入充足叶酸的男性，其染色体异常的精子所占比例明显低于叶酸摄入量低的男性。因为形成精子的周期长达 3 个月，所以备育男性和备孕女性一样，也要提前 3 个月补充叶酸，每天补充 0.4 毫克。

叶酸丰富的食物

许多食物都含有丰富的叶酸，如各种绿色蔬菜（西蓝花、菠菜、生菜、芦笋、小白菜）及动物内脏、豆类、水果（香蕉、草莓、橙子）、奶制品等。在孕前 3 个月可以适当吃些含叶酸丰富的蔬菜、水果等，从日常饮食中获取天然叶酸。

孕前宜给身体排排毒

孕前排毒已成为夫妻双方备孕中一项任务，因为在生活中积聚的毒素会引起诸如便秘、痤疮等小毛病，影响好孕。孕前，最好让身体彻底排毒，有个"干干净净"的身体环境，对孕育健康宝宝十分有益。

运动排毒

众所周知，运动是排毒最基本、最有效的方法。通过运动让身体出汗，皮肤上的汗腺和皮脂腺，能够通过出汗等方式排出其他器官无法排除的毒素。打算怀孕前，夫妻双方一定要养成经常健身、运动的好习惯，坚持一周三次让身体出汗。两个人也可以制定相同的运动计划，一起运动，互相鼓励。

食物排毒

实践证明，日常生活中的某些食物有帮助人体排出体内毒素的作用。同时在生活习惯上，一定要坚持戒烟戒酒戒甜食，适当吃些苦味的茶或蔬菜是很有好处的。

动物血：猪、鸭、鸡、鹅等动物血液中的血红蛋白被胃液分解后，可与侵入人体的烟尘和重金属发生反应，将其排出体外，并提高淋巴细胞的吞噬功能。

鲜蔬果汁：所含的生物活性物质能阻断亚硝胺对机体的危害，还能改变血液的酸碱度，有利于防病排毒。

海藻类：海带、紫菜等所含的胶质能促使体内的放射性物质随大便排出体外，故可减少放射性疾病的发生。

韭菜：富含挥发油、膳食纤维等成分，膳食纤维可助吸烟饮酒者排出毒素。

豆芽：含多种维生素，能清除体内致畸物质，促进性激素生成。

海鱼：含多种不饱和脂肪酸，能阻断人体对香烟中有害物质的反应，并能增强身体的免疫力。

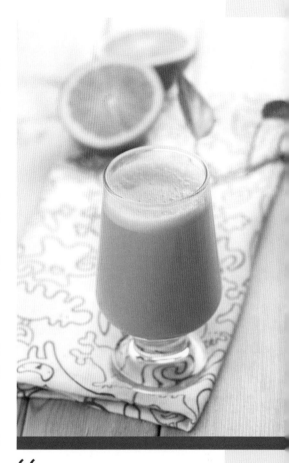

这些情况身体需要特别排毒。

便秘：长期便秘，体内堆积大量毒素。

肥胖：肥胖会导致体内毒素滋生，体内酸碱度失衡。

痤疮：体内毒素排出受阻时会通过皮肤向外渗溢，使皮肤变得粗糙，出现痤疮。

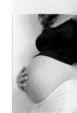

食物种类多，膳食宜平衡

　　孕前及孕期饮食调理最重要的是做到平衡膳食，从而保证摄入均衡适量的营养素，因为它们是保障女性身体健康及胎宝宝生长发育的物质基础。食物多种多样，不同的食物所含的营养素各不相同，每种食物都有它的营养价值，每天应保证 15 个品种以上的食物出现在餐桌上。不可偏好单一食物，适当选择食物，并合理搭配，才能获得均衡全面的营养。

　　食物的搭配有一些技巧，大米与多种食物搭配可提高营养的利用率，如蒸米饭或煮粥时加入水果、蔬菜、肉、食用菌等；小米与豆类搭配可弥补赖氨酸不足，用小米煮粥时，可加入绿豆、黄豆、红薯、红豆等同煮；菜豆与肉类搭配可补充氨基酸。

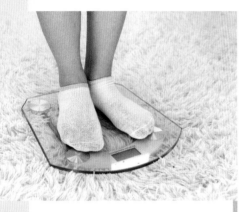

BMI= 体重 ÷ 身高 (米) ²

　　如果 BMI 值小于 20，说明偏瘦，需要补充营养。如果 BMI 值在 20~23.9 之间，说明准妈妈的体重在正常范围内，只需注意均衡饮食即要。如果 BMI 大于或等于 24，说明体重有些超重，需要将体重减至标准范围内。如果 BMI 值大于或等于 30，说明体重过胖，要尽量减肥。

宜根据身体情况调理饮食

　　由于个体之间的差异，不同体质、不同体重的女性在孕前的营养补充和饮食调理的开始时间、营养内容等也不尽相同，要因人而异。

　　体质及营养状况一般的女性，在孕前 3 个月至半年就要开始注意饮食调理，每天要摄入足量的优质蛋白质、维生素、矿物质和适量脂肪，因为这些营养素是胎宝宝生长发育的物质基础。

　　对于身体瘦弱、营养状况较差的女性和素食女性、偏食女性，孕前饮食调理更为重要。这类女性最好在怀孕前一年左右就注意上述问题。除营养要足够外，还应注意营养全面，不偏食、不挑食，搭配合理，讲究烹调技巧，多调换口味。

　　体重超过标准的女性，除了增加适量的运动，还要遵循健康的低糖、低盐、低油、高纤维膳食。最好在怀孕前进行适当减重，从饮食及运动方面控制体重到正常 BMI 数值。

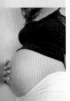

宜改变不良的饮食习惯

营养不良会影响女性的排卵规律，也会影响男性的精子质量，长期的饮食不均衡会使受孕概率降低。所以在备孕时，夫妻双方应改变不良的饮食习惯。

不吃早餐

严重伤胃，且没有足够的能量支持上午的工作或生活。早餐要吃好，既要可口、开胃，还要保证摄入充足的热量和蛋白质。

不按时吃饭

无法供应足够血糖以供消耗，便会感到倦怠、疲劳、精神不振、反应迟钝。因此备孕夫妻要按时吃饭，三餐要营养均衡。

晚餐太丰盛

晚餐吃得太饱，容易发胖，影响睡眠。晚餐要吃早一点，可以降低尿路结石病的发病率；多摄入一些新鲜蔬菜，尽量避免过多的蛋白质和脂肪类食物的摄入。

常吃生食

生鱼、生肉容易感染寄生虫，所以应尽量少吃。蔬菜凉拌前最好烫一下，肉要煮透。

厌食、挑食、偏食

容易导致某种营养素缺乏，不仅对身体健康不利，还会影响精子和卵子的质量，不利于优生优育。所以从备孕起就应该做到每天摄入全面营养，什么都吃些。

宜减少在外就餐次数

相比于家庭制作的食物，餐馆食物中所含的脂肪更多，膳食纤维更少，维生素和矿物质不足。所以备孕夫妻最好减少在外就餐的次数，尽量在家吃饭，既保证了营养和健康，又可以控制热量的摄入。

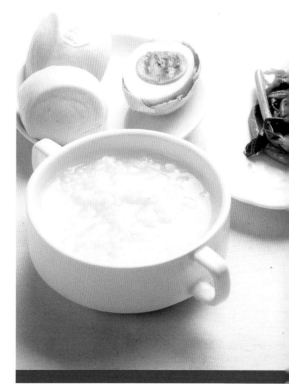

" 吃饭不规律，最容易损害胃，降低人的抵抗力。"

早餐品种尽量丰富，保证蛋白质、碳水化合物、维生素的均衡；午餐以吃饱为准，不宜食用过多；晚餐要挑选好消化的食物，并降低脂肪、糖类、盐的摄入。

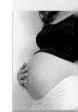

宜多吃蔬菜和水果

蔬菜和水果中含有大量的维生素、矿物质以及膳食纤维，有利于补充身体所需的多种营养素。

对备孕女性来说，蔬菜和水果承担着提供维生素 A、B 族维生素（尤其是叶酸）、维生素 C、维生素 E 的重要任务。孕前多食蔬菜和水果有利于备孕女性平衡膳食，为孕期储备充足的维生素和矿物质。

对于备育男性来说，蔬菜和水果中含有的大量维生素是男性生殖活动所必需的，每天摄取适量的蔬菜和水果，有利于增强性功能，减慢性功能衰退，还能促进精子的生成，提高精子的活性，延缓衰老。缺乏维生素，还可能会造成生精障碍。

多吃蔬菜和水果，少吃肉，尤其是脂肪含量高的肥肉，有利于保持理想体重。

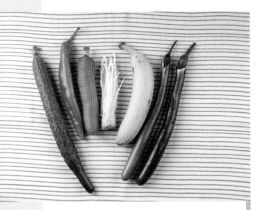

水果虽好，但也不能过量食用。水果和蔬菜不能相互替代，虽然都是人体的重要营养素提供者，但蔬菜中所含有的膳食纤维和矿物质是水果不能比的。水果吃得太多，就得担心果糖摄入过多的问题了。

有些蔬菜可能不适合女性多吃，但却适合男性多吃，如胡萝卜。

宜提前减少咖啡因的摄入

目前还没有把含咖啡因的饮料（如茶、咖啡、可乐等）与生殖问题联系在一起的可靠证据，但妇产科医生建议应该控制咖啡因摄入量，因为每天摄入超过 300 毫克咖啡因，就有可能导致流产和低体重儿出生。在准备怀孕的过程中，不妨就开始戒掉含有咖啡因的巧克力、可可、碳酸饮料、咖啡等，这样你在怀上宝宝之前就能习惯对咖啡因的低摄入量了。

看看现在摄入的咖啡因有多少。300 毫克咖啡因大概相当于：

3 大杯速溶咖啡（每杯含 100 毫克）

4 小杯速溶咖啡（每杯含 75 毫克）

3 小杯煮咖啡（每杯含 100 毫克）

6 杯茶（每杯含 50 毫克，红茶中的咖啡因含量要远高于绿茶）

8 听可乐（每听含量可达 40 毫克）

4 听"功能"饮料（每听含量可达 80 毫克）

50 克黑巧克力（每块含量达 50 毫克）。牛奶巧克力中的咖啡因含量大约是黑巧克力的一半。

素食者宜在孕前调整营养

素食者易缺乏什么

素食者在营养上的主要问题是蛋白质、某些维生素和矿物质不足或缺乏。蛋白质由氨基酸构成，在人体所需要的 21 种氨基酸中，9 种是人体自身无法合成的，必须来自饮食。从完全的素食结构中，只能获取这类氨基酸当中的少部分，所以，素食者必须想办法尽量多摄入不同的食物。

饮食中的锌一般是由肉制品提供，严格的素食者很容易缺锌。对于素食者来说，土豆、四季豆和通心粉都是不错的补锌选择，但要大量食用才能保证足够的锌摄入量。

素食者还容易缺乏维生素 B_{12}、维生素 D、铁、钙，是孕前营养缺乏症的高风险人群，少数维生素和矿物质缺乏症已经被证明会延迟受孕，增大流产率，而且会导致胎儿先天缺陷。可以适当服用维生素制剂，这是比较可靠的办法。

保证奶类和豆类的摄入

长期吃素食的备孕女性，应多吃豆类和奶类。备孕女性每天需要摄入蛋白质 60 克左右，可以选择酸奶和奶酪。酸奶中还含有乳酸菌，可以防治便秘。

素食女性可在早餐时适当增加全麦面包和麦片，每天适当吃 50 克坚果和 1 个鸡蛋，不爱吃鸡蛋，也可以用鹌鹑蛋或者鸭蛋等蛋类代替。

有些食物合在一起吃会产生彼此增进营养的效果。比如在吃米面食品时应兼吃豆类或一些硬壳类的果仁；煮食新鲜蔬菜时，也可加入少许芝麻、果仁或蘑菇来弥补欠缺的氨基酸。

可在两餐之间多吃一些富含维生素 C 的水果，如橙子、草莓、猕猴桃等，榨汁饮用也可以。

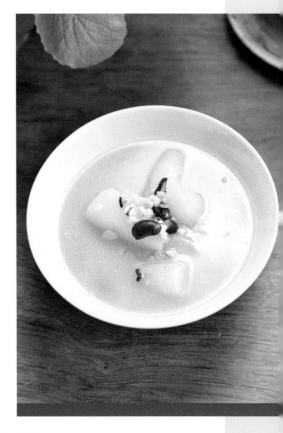

> **大多数素食者实际上可细分成三类不同的饮食人群。**

可以吃蛋、奶和植物制品的乳蛋素食者、可以吃奶制品和植物的素食者以及只吃植物制品的严格素食者。严格素食者因为完全不吃肉、鱼、蛋和奶制品，因此雌激素水平过低的风险最高。素食者是孕前营养缺乏症的高风险人群，少数维生素及矿物质缺乏症已经被证明会延迟怀孕，增大流产率。

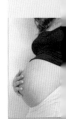

宜适度吃健康零食

零食并不等于膨化食品或可乐等碳酸饮料。健康的小零食，能弥补正餐的不足，满足备孕夫妻高于普通人的营养需求。

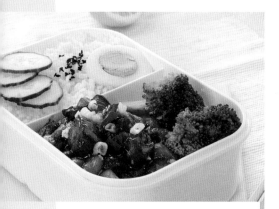

不按时吃饭，尤其是长期不吃早餐会使血脂沉积于血管内壁，导致血管硬化。食物在胃内的停留时间为四五个小时，因此一日三餐的安排是符合人体需要的。为了下一代的健康，按时吃饭，吃好一日三餐，非常关键。

水果或果汁

富含维生素 C，能减慢或阻断黑色素的合成，增白皮肤，属碱性食品，能使体内环境保持中性或弱碱性，从而有美容、养生的作用。

坚果或瓜子

富含亚油酸、蛋白质、钙、铁、磷、维生素等多种营养成分，并且非常有利于人体的吸收和利用。这类食品还能促进胎宝宝的大脑发育。

牛肉干

富含蛋白质、铁、锌等，既能缓解饥饿，又能补充营养。

奶和奶制品

含有丰富的蛋白质、脂肪、维生素和矿物质，有利于补钙，食用方便，容易吸收。

麦片、芝麻糊

含有丰富的膳食纤维，能使消化的速度放慢，持续不断地供应碳水化合物，从而防止头晕、记忆力减退等，还含有大量的 B 族维生素等。

宜按时吃饭

备孕夫妻按时吃饭，这对宝宝未来的健康很重要。很多人白天不按时吃饭，而晚上则吃一顿大餐，这会导致代谢紊乱，升高空腹血糖水平，并延长胰岛素反应时间；长期不按时吃饭，可能会导致糖尿病。

宜均衡摄入五色食物助好孕

合理的饮食搭配有助于提高雌激素的分泌,促进机体新陈代谢,增强免疫功能,间接起到助孕的作用。

黑色食物

对肾有保护作用,有助于加快新陈代谢和生殖系统功能,还能促进唾液分泌,促进胃肠消化。常见的黑色食物有黑芝麻、木耳、黑豆、黑米等。

黄色食物

可以健脾,增强胃肠功能,恢复精力,补充元气,缓解女性卵巢功能减退的症状。常吃的黄色食物有黄豆、南瓜、小米、玉米、香蕉等。

绿色食物

含有膳食纤维和多种维生素,能清理肠胃,防治便秘,还能保持体内的酸碱平衡,增强机体免疫力。菠菜、白菜、芹菜、生菜、韭菜、西蓝花等都是很好的选择。

红色食物

有极强的抗氧化性,富含番茄红素、丹宁酸等,可以保护细胞,具有消炎作用,还能为人体提供蛋白质、矿物质、维生素以及微量元素,增强心脏和气血功能。

白色食物

包括白萝卜、银耳、山药、百合、豆浆等。尤其是豆浆,含有氧化剂、多种矿物质和维生素,还含有一种牛奶所没有的植物雌激素"大豆异黄酮",大豆异黄酮的结构接近于人体内产生的雌激素,该物质可调节女性内分泌系统的功能。

女性体内的雌激素是女性的基础激素,女性全身受雌激素调控的组织器官有四百多处,最为明显的就是生殖系统的各个器官以及女性的外形体态。正是有了雌激素的作用,才能保证女性卵巢功能正常。

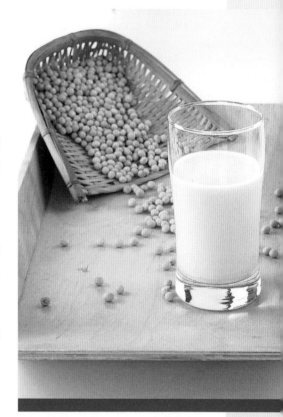

❝ 常喝豆浆能有效预防乳腺癌和子宫癌的发生。❞

有研究数据表明,每天喝豆浆可以调节女性体内雌激素与孕激素的水平,使分泌周期保持正常。

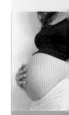

宜注重经期饮食的调养

女性月经期间抵抗力下降,情绪易波动,可出现食欲差、腰酸、疲劳等症状。月经前后注意饮食调养,可以有效减轻经期不适,让女性内分泌更协调,使月经周期更加规律,更有助于受孕。

月经期间,可以补充一些有利于经血畅通的食物,避免食用生冷的食物以免引起经血运行不畅、痛经、经血过少等不适症状。温补食物有羊肉、鸡肉、红枣、豆腐皮、苹果、牛奶、红糖、益母草、当归、桂圆等。食欲差时,可选一些健脾开胃、易消化的食物,如山楂、面条、小米粥等。注意食用新鲜蔬菜和水果。在月经干净后 1~5 日内,多吃一些可以补充蛋白质、矿物质及补血的食物,如牛奶、鸡蛋、鹌鹑蛋、牛肉、羊肉、芡实、菠菜、樱桃、桂圆、荔枝、胡萝卜、苹果等。

月经前后,饮食总的原则是忌生冷,宜温热;忌酸辣,宜清淡;荤素搭配,防止缺铁。

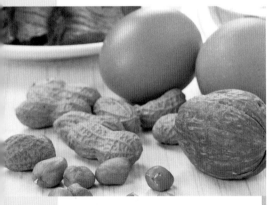

脂类,尤其是不饱和脂肪酸,与婴儿脑发育有密切关系,婴儿的生长发育要求乳汁中有充足的脂肪。必需脂肪酸可促进妈妈乳汁的分泌。乳汁中的必需脂肪酸对于婴儿脂溶性维生素的吸收和中枢神经的发育有促进作用。

宜补充优质脂肪

脂肪是一种高能源营养素,是人体的重要构成成分,在体内可作为储备热能的"燃料库"。人体内含脂肪为 10%~20%,细胞中的原生质和细胞膜均含有脂肪化合物,尤其是脑细胞、神经细胞等。体脂为热的不良导体,可抵御寒冷。体脂具有弹性,可防止外伤,保护器官;体脂还是潜在的热能源,可供人体生理活动的需要。

当然,肥胖和脂肪过多摄入有关,但并不是说一点脂肪都不能吃,哪怕是孕前需要减肥的人。如果孕前过度减肥,摄入低脂食物而使体内脂肪缺乏,将导致受孕失败,或者即使受孕了,也会危及胚胎的发育。脂肪中的胆固醇是合成性激素的重要原料,若脂肪摄入不足,还可能引起性欲下降。

可以适当多吃一些海鱼、海虾等,它们含有胎宝宝发育需要的优质脂肪;肉类、鱼类、禽蛋中含有较多的胆固醇,适量摄入有利于性激素的合成,可以适当多吃一些。

宜补充维生素 E，提高生育能力

维生素 E 能促进垂体促性腺激素的分泌，提升卵巢功能，增加卵泡数量，使黄体细胞增大并增强黄体酮的作用，提高性反应和生育能力；保护机体细胞免受自由基的毒害，充分发挥被保护物质的特定生理功能；减少细胞耗氧量，使人更有耐久力，有助于减轻腿抽筋和手足僵硬的状况等。

维生素 E 缺乏，会导致不易受精或容易出现习惯性流产现象。富含维生素 E 的食物有麦芽、黄豆、植物油、坚果类、绿叶蔬菜、未精制的谷类制品、蛋等。备孕女性应多摄入这些食物。

宜适度摄入番茄红素，辅助治疗不育

番茄红素属于胡萝卜素类，是植物中所含的一种天然色素，因最早从西红柿中分离制出而得名。

它是目前自然界中被发现的最强抗氧化剂。据报道，英国的 5 名泌尿科专家随机挑选了平均年龄为 42 岁的健康男士，要求他们在 2 周内每天饮用 1 碗西红柿汤，其间收集他们的精子样本。结果发现，精子内可令男性不育的有害化学物自由基显著减少。

其实番茄红素的作用非常多，其中最明显的就是保健前列腺，提高精子活力和浓度，辅助治疗不育。

经实验结果表明，番茄红素是没有任何副作用的，它是非常适合长期服用的一种保健品。人体自身是不能够合成番茄红素的，只能从食物中摄取，例如西红柿。西红柿性平，味甘、酸，归肝、胃、肺经；具有健胃消食，清热解毒，凉血平肝，生津止渴，补血养血和促进食欲的功效；可治口渴，食欲缺乏等，是老少皆宜的食物。在购买番茄红素保健品的时候，一定要到正规药店购买，以免买到伪劣产品。

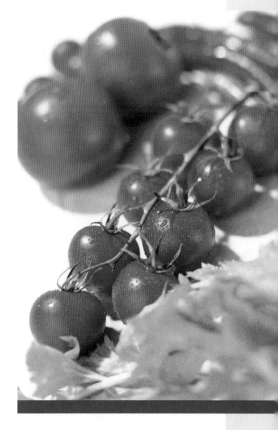

"多吃新鲜的红色蔬菜、水果是补充番茄红素最好的方法。"

一些红色的蔬菜水果也是番茄红素良好的来源。虽然炒熟的西红柿比鲜西红柿含有更多的番茄红素，但吃新鲜的西红柿时人体同样可以吸收番茄红素，而且还有大量没有损失的维生素 C。

宜适量补锌，提升精子活力

锌直接并广泛参与男性生殖过程中多个环节的活动；维持和助长性功能，提高精子数量，参与睾酮的合成；充养生精上皮和提高精子的活力；参与人体蛋白质的化合。正常男性精液中的含锌量必须保持15~30毫克/100毫升的健康标准。如果低于这个标准，就意味着缺锌或失锌，从而造成锌缺乏症。锌缺乏症会导致阳痿、性欲减退、口角溃疡、精神萎靡、免疫功能减退等。

男性在备育期就应补充足够的锌。补充锌元素的最佳方法是合理调配膳食，多吃些含锌较多的食物，如各种坚果，香蕉、圆白菜，以及猪肝、猪肾、瘦肉、牡蛎、蛤蜊等。

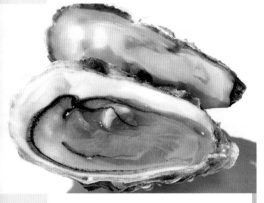

锌虽然在身体健康和生育方面起着很重要的作用，但每天的摄取量应有所控制，否则过多摄入就会使血胆固醇浓度升高。每天锌摄取量合并食物及补充剂为15~25毫克。如果担心食物中的锌含量不足，每天所需摄取的锌补充剂只要10~15毫克就足够了。

宜适度补硒，有助男性健康

硒是人体必需的微量元素之一，是影响精子产生和代谢的一系列酶的组成成分，可对抗某些对精子有毒性作用的元素，能避免有害物质伤及生殖系统，维持精子细胞的正常形态。男性体内的硒，在生殖系统比较集中、浓度较高，同时硒具有增强精子活力和性机能的功效，过度的性生活会导致男性硒的严重流失，补硒则有助于增强男性功能。

缺硒可导致精子生成不足，使男性生育能力下降。含有硒元素的食物，主要有牡蛎、虾、贝类、动物肝脏、牛奶、豆类等，备育男性可以适当多食，对生育非常有好处。但是，补硒过量易导致体内胆固醇含量显著升高，从而增加患冠心病的风险。建议以每天400微克膳食硒作为最大安全摄入量。

宜常吃以下食物，增强男性活力

为备育男性推荐 10 种有益食物，适量食用可提升精子活力。备育的男性快行动起来吧，合理饮食、轻松备育。

	虾	虾中蛋白质占 20.6%、脂肪占 0.7%，除此之外还含有丰富的钙、磷、铁、硒等矿物质。虾性温、味甘，能补肾壮阳，提高精子的活力，备育男性日常饮食可适当多摄入一些
	牡蛎	牡蛎中含有丰富的锌，锌对维持男性的生殖功能起着不可小觑的作用，在精子的代谢过程中锌是必需的物质，同时它还能增强精子的活力。因此备育男性的饮食中不可缺少牡蛎
	海参	海参含有丰富的营养，是一种高蛋白、高矿物质、低热量、低脂肪的食物，海参更是天然的补肾壮阳食物
	牛奶	牛奶中含有丰富的钙元素，备育男性适当喝些牛奶，对精子的运动、获能（精子获得穿越卵子透明带的能力）、维持透明质酸酶的活性以及对受精过程都有着非常重要的作用
	鳝鱼	鳝鱼中含有丰富的精氨酸，精氨酸是构成精子的主要营养物质，所以备育男性平时要吃些鳝鱼，以利于精子的生成以及精子活力的提高，为顺利孕育做准备
	韭菜	韭菜可温肾助阳，活血散瘀，理气降逆。韭菜别名"起阳草"，既可助男性性亢奋，又能提高耐久力。韭菜还含有丰富的胡萝卜素、维生素 C 及多种矿物质，备育男性可经常食用
	核桃仁	精子的生成需要大量的营养物质，包括镁等矿物质，核桃仁中含有丰富的镁，这种矿物质可以提高男性的生育能力
	西红柿	西红柿含有一种天然的色素——番茄红素，能预防前列腺癌，还能改善精子浓度和活力，让精子强化成为"超级精子"。因为番茄红素是脂溶性物质，与油脂共同烹饪更容易吸收，不过，加热不要超过 30 分钟，否则番茄红素就会被分解掉
	羊肉	羊肉因其温热，具有补肾壮阳、暖中祛寒的功效。羊肉被人们奉为冬令补品，冬天吃羊肉，既能抵御风寒，又可滋生肾阳，强壮身体。注意羊肉不能与醋、茶叶一起食用，否则会引发便秘，而且还会降低壮阳补肾的效果
	葡萄	葡萄中含有丰富的果糖，可迅速补充能量。备育男性适当吃些葡萄，有利于精囊的健康，并能提高精子的活动能力

进补宜避开山珍海味

　　人们总认为山珍海味价格昂贵，一定有非常高的营养价值。其实，所谓的"山珍海味"无论其氨基酸含量的构成比例，还是维生素、蛋白质的含量，都没有什么特别高的地方，而且在加工过程中，经多重工序，营养成分不断遭到破坏。

　　比如，鲍鱼中铁和钙的含量极其丰富，但这是贝类食物的共同特点，并不是鲍鱼独有的优势。从某种意义上讲，鱼翅的营养价值比不上猪肉、牛肉，因为鱼翅所含的胶原蛋白缺少一种氨基酸（色氨酸），属于不完全蛋白质，对这种不完全蛋白质，人体的吸收率很低，且难以消化。所以，山珍海味也不一定会满足备孕夫妻的营养需求，没必要一味追求。

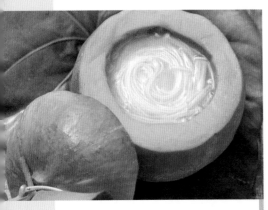

　　许多"山珍海味"都是取自极为稀少的动物，其营养也可在普通食材中获得。所以不管是否出于对营养的需求，都请不要将熊掌、鱼翅等端上你的餐桌。

不宜多吃过度加工的食品

　　有些人因为工作繁忙，经常吃加工食品，有的人甚至认为加工过的食品营养更高。

　　过度加工的目的是使食物保质期延长，方便存放、购买，外观吸引人，可以快速加热和食用。有些加工能增强食物味道，令其格外鲜美。但是这类食物的营养素都遭到了不同程度的破坏。加工食品还往往在食物中添加了诸如油、脂肪、糖、甜味素、面粉、淀粉和盐等可食用添加剂，而这些添加剂使食物中的热量和钠含量等超标，过多食用易导致发胖或造成肝肾负担。用于加工食品的加工材料，要比天然食物差得多。几乎所有过度加工的食品，包括那些打着"高级""强化"等标签的食品，在本质上都是不健康的。

　　吃方便食品无非是节省时间，其实只要安排好时间，同样可以安排好晚餐。周末炖点排骨、鸡汤，平时就可以做排骨面、鸡汤面；有时间多包点饺子、包子冻在冰箱里，晚餐就可以直接煮饺子；两三种蔬菜，一盘羊肉片，可以在家吃小火锅，也是方便又营养的。

不宜吃隔夜食物

部分绿叶类蔬菜中含有较多的硝酸盐类，煮熟后如果放置的时间过久，在细菌的分解作用下，硝酸盐便会还原成亚硝酸盐，有致癌作用。如果同时购买了不同种类的蔬菜，应该先吃茎叶类的，比如大白菜、菠菜等。

鱼和海鲜隔夜后易产生蛋白质降解物，会损伤人体肝、肾功能。隔夜汤即使第二天煮开了再喝，对健康也非常不利。最好的汤水保存方法是，汤底不要放盐之类的调味料，煮好汤后，用干净的勺子盛出当天要喝的，喝不完的，最好晾凉后密封存放在冰箱里。银耳汤煮熟后如果放的时间比较长，营养成分就会减少，并产生有害成分。喝了这种汤，会影响造血功能。

不宜食用腌制食品

蔬菜在经过复杂的腌制过后，它里面所富含的维生素之类的营养会严重流失，尤其是维生素 C 几乎全都没有了。吃蔬菜主要是为了摄入维生素，如果这些营养都流失了，长期食用就会造成营养不均衡。

更重要的是，在腌制鱼、肉、菜等食物时，容易产生亚硝酸盐，亚硝酸盐在体内酶的催化作用下，易与体内的各类物质作用生成亚硝酸胺类的致癌物质，并能促使人体早衰。

不宜过度嗜辣

辣椒素会影响卵子与精子的质量，因此在备孕期间，尤其是在服用叶酸期间，饮食方面应稍加清淡，不能吃辣椒和一切含有刺激因素的食物，否则会影响孕前营养的吸收，对生育不利。

辛辣食物还会引起消化功能紊乱。经常食用辛辣食物，容易出现胃部不适、消化不良、便秘、痔疮等症，不利于身体健康，也不利于备孕。

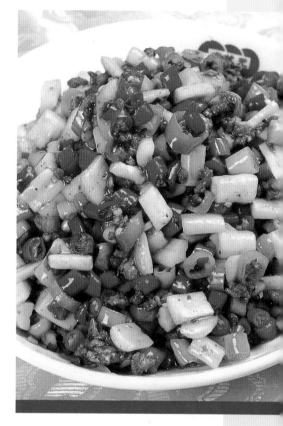

" 酸儿辣女不科学。"

从医学的角度讲，孕妈妈出现食欲和味觉方面的变化，如食欲下降、对气味敏感、嗜酸或嗜辣，甚至想吃一些平时并不喜欢吃的食物等，都属于正常的妊娠生理反应。这是由于孕妈妈的内分泌活动较平时有所改变，新陈代谢活动也随之发生变化，继而对消化系统产生了影响所致。与怀的是男孩还是女孩并无关系。

第四章 备孕吃什么速查

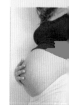

155

不宜经常食用高糖食品

怀孕前，夫妻双方，尤其是女方，若经常食用高糖食物，可能会引起糖代谢紊乱，甚至成为潜在的糖尿病患者。怀孕后，由于体内胎儿的需要，孕妈妈摄入量增加或继续维持怀孕前的饮食结构，则极易出现妊娠糖尿病。妊娠糖尿病不仅会危害孕妈妈的健康，还会危及胎宝宝的健康发育和成长，并极易出现早产或者流产。

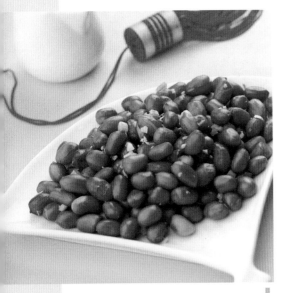

油炸食物是高热量食物。100 克植物油的热量高达 3638 千焦（869 千卡），16 粒油炸花生米就含有 188 千焦（45 千卡）的热量。

不宜常吃方便面

方便面是方便食品，为了方便，易保存，会含有一定的化学物质。作为临时充饥的食品尚可，但不可作为主食长期食用，以免造成营养素缺乏。

方便面中的酱包油脂含量很高，而且通常在室温下呈结块状态，表明其中含有很高比例的饱和脂肪。料包当中毫无例外地含有过多的盐分，还有大量的鲜味剂。脱水蔬菜或肉粒等，只能作为颜色的点缀，没什么营养。除了没有营养，一包方便面含盐量很高，这一点常常被忽视。

不宜吃油炸食物

高温油炸过的食物中，各种营养素会消灭殆尽，且油炸食物带来的恶果远远不止肥胖这么简单。专家指出，经常、过量食用油炸食品不仅易引发心脑血管疾病，而且非常伤胃。

洋快餐中很多都使用了各种添加剂，尤其是它的油炸食品，为了炸油可反复使用要加滤油粉过滤，为了消除油炸时的大量泡沫要加消泡剂，为了煎炸油和预油炸的半成品在储存时不变质要加抗氧化剂等。

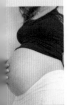

不宜过度减肥

夫妻双方合适的体重可以助孕，肥胖则影响受孕，而过瘦同样不利于生育。现实生活中女性往往比男性更注重体形，而花很多精力去减肥。

成年女性每次在月经来潮时都会消耗一定量的脂肪，如果脂肪太少会干扰女性月经规律。正常的月经是女性具备生育能力的一种表现。如果采用节食的方式减肥，长此以往，将会使女性体内的脂肪过度减少，造成排卵停止，最终导致不孕。脂肪含量还会影响女性体内雌激素的水平，体内缺乏足够的脂肪，会使雌激素失去应有的活力，使女性失去受孕的能力。

女性在怀孕之前积累的脂肪量需占体重的 22% 才有可能受孕，在 28% 以上才有足够的能量储备以维持孕期和产后 3 个月的哺乳所需。孕前，如果真的是因为体重超标需要减肥，最好能留出 3 个月到半年的时间让体重降下来，等身体适应新的模式，并建立良好的平衡后再怀孕。

同房前不宜吃得太油腻

很多人喜欢在性生活前吃一顿浪漫的大餐，不过，性生活前摄入过多油腻的食物，会极大地抑制睾丸激素的分泌，影响男性的性功能。况且房事前不宜过饱，七八成饱即可。性生活前不妨吃点意大利通心粉、烤面包，或者土豆浓汤；偏爱肉食的人，也可以尝试吃适量动物肝脏、鱼类或者贝壳类食物代替牛肉和猪肉。最好在性生活前 1 小时吃这些东西，才不会在性生活过程中出现头晕、恶心等情况。

有些食物可改善血液循环，使男性的性功能加强。如荞麦、燕麦、花生、腰果、核桃、绿色蔬菜、大蒜、黄豆等，这些食物富含精氨酸，对改善男性性功能有好处，可以适当多吃。

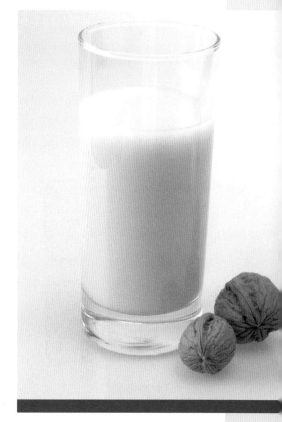

❝含有钙和镁的食物能让人放松神经，是一种天然的放松剂和镇定剂。❞

牛奶中含有丰富的钙，而坚果类的食物则含有大量的镁，晚餐后适当食物这两种食物，能让你们的性生活更加美妙。

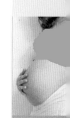

备孕期不宜吃的食物

烤牛羊肉

　　热乎乎的烤肉撒上特制香料，确实很吸引人。但是，未烤熟的肉却有可能影响受孕质量。经过调查和现代医学研究，当怀孕的女性接触了感染弓形体病的畜禽并吃了这些畜禽未熟的肉时，常可被感染，并易导致胎儿畸形。特别是路边的烧烤摊，如果烤制不彻底、材料不卫生，感染的概率会加大。

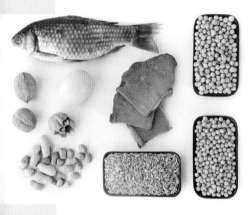

　　研究数据表明，加工罐头时，肉中的 B 族维生素会受到一定的损失。特别是维生素 B_1，遇热很容易受到破坏，可损失 15%~25%，维生素 B_2 可损失 10%。水果罐头中的维生素 C 几乎全被破坏。

芦荟

　　孕妈妈若饮用芦荟汁，易导致骨盆出血，甚至造成流产。芦荟本身就含有一定的毒素，中毒剂量为 9~15 克。人们一般可能会在食用后 8~12 小时内出现恶心、呕吐、剧烈腹痛、腹泻、出血性胃炎等中毒反应。所以不管是准备怀孕还是已经怀孕的女性对芦荟都要敬而远之。

热性调味品

　　茴香、花椒、辣椒粉、胡椒等性热且有刺激性的调味品，会使肠道负担加重，容易造成便秘，便秘也是备孕夫妻应该避免的情况。

灌装浓汤

　　罐装浓汤是由盐、脂肪、人造添加剂、防腐剂等调制成的营养价值非常低的"混合物"。一罐浓汤含 1000 毫克钠，大约是人体每天所需量的一半。因此，备孕夫妻还是自己准备些新鲜肉类和蔬菜，自己动手做一碗热腾腾、香喷喷的汤吧。

罐头食品

　　罐头食品在生产过程中通常都会加入大量的添加剂，如人工合成色素、香精、防腐剂等，备孕夫妻经常食用，对健康非常不利。而且罐头食品营养价值并不高，经高温处理后，食物中的维生素和其他营养成分都已受到一定程度的破坏，经常食用会影响营养的吸收。另外很多水果类罐头为了增加口感，都添加了大量的糖，这些糖被摄入人体后，可在短时间内导致血糖大幅度升高，胰腺负荷加重。

损害精子、影响男性性功能的食物

备育男性可以食用 153 页所讲到的可提升精子活力、增强性功能的食物，但是同时也应该注意避免食用一些有碍性功能健康的食物。

烧烤油炸食物

这类食物中含有致癌毒物丙烯酰胺，影响睾丸生成精子，可导致男性少精、弱精。

莲子心

清心泻火，能降血压，有养神、安心、止汗的功能，很受欢迎。但是莲子心中所含的莲心碱有抑制性欲的作用，吃多了会降低性欲。

芥菜

味甘，性辛，能利水化痰、解毒祛风，有消肿、醒酒的功效。但经常或过量食用芥菜，可抑制性激素的分泌，最终影响生育能力。

芹菜

作为一种有药用价值的蔬菜，其降压作用广为人知。但男性过多食物芹菜会抑制睾酮(雄激素)的生成，从而影响精子的生成，最终导致精子数量减少，影响生育。不过，芹菜的这种影响是可以逆转的，即停止食用芹菜几个月后，生精功能就会恢复正常。

竹笋

其中含有大量草酸，可影响人体对钙、锌的吸收利用，缺锌可导致性欲下降，性机能减退。因此，男性不宜大量食用竹笋。

鱼翅

研究发现，鱼翅含有水银或其他重金属的分量均比其他鱼类高很多。而水银除了可能造成男性不育外，若人体内含量过高还会损害人的中枢神经系统及肾脏。所以备育男性不宜多食。

菱角

过多食用可降低性欲。《食疗本草》指出，"凡水中之果，此物最发冷气，人冷藏，损阳，令玉茎消衰。"

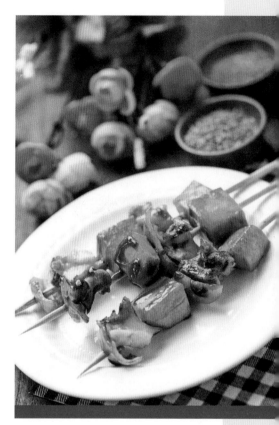

"偶尔吃一次烧烤食物也无妨，但要注意荤素搭配。"

无论是外出还是在家里吃烧烤食物，通风问题和卫生问题一定要时刻警惕。

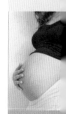

备孕期推荐食谱

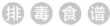

鱼头木耳汤

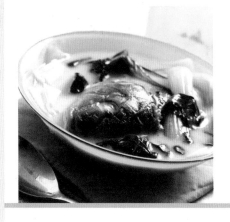

原料：鱼头 1 个，冬瓜 100 克，油菜 50 克，水发木耳 80 克，盐、葱段、姜片、料酒、胡椒粉各适量。

做法：①将鱼头洗净，抹上盐；冬瓜、油菜洗净。②油锅烧热，把鱼头煎至两面金黄时，烹入料酒、盐、葱段、姜片、冬瓜，加入适量清水，大火烧沸，小火焖 20 分钟。③放入木耳、油菜、胡椒粉，烧熟即可。

营养分析：木耳所含的植物胶质有较强的吸附力，可吸附残留在人体消化系统内的杂质，清洁血液。

海带焖饭

原料：大米 200 克，海带 100 克，盐适量。

做法：①将大米淘洗干净；海带洗净，切成小块。②锅中放入水和海带块，用大火烧开，滚煮 5 分钟，捞出沥干。③锅中放入大米、海带和盐，加水适量，搅拌均匀，然后将饭煮熟即可。

营养分析：海带中的褐藻酸能减慢肠道吸收放射性元素锶的速度，使锶排出体外。此外，海带对进入体内的有毒元素镉也有促排作用。

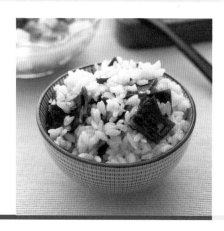

猪血菠菜汤

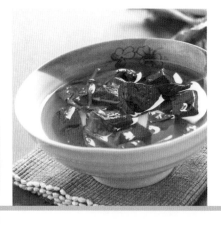

原料：豆腐 100 克，猪血、菠菜各 200 克，虾皮、盐各适量。

做法：①猪血、豆腐切成小块；菠菜洗净，切段。②锅中倒入适量水烧开，先加入少量的虾皮，再加入豆腐、菠菜、猪血，煮 3 分钟，最后加盐即可。

营养分析：猪血中的血浆蛋白被消化酶分解后，可产生一种解毒和润肠的物质，能与侵入人体的粉尘和金属微粒结合，成为人体不易吸收的物质，直接排出体外，有除尘、清肠、通便的作用。

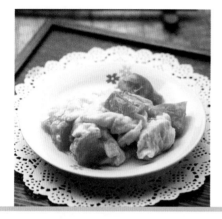

西红柿炒鸡蛋

原料：西红柿、鸡蛋各 1 个，白糖、盐各适量。

做法：①把西红柿洗净，去蒂，切块。②鸡蛋打散，加少许盐搅匀。③锅中放油烧热，先将蛋液倒入，炒散，盛出。再放少许油，倒入西红柿翻炒几下，再放入鸡蛋，出锅前将糖、盐放入，再翻炒几下即可。

营养分析：西红柿中含有丰富的番茄红素，它具有极强的清除自由基的能力，有抗辐射、预防心脑血管疾病、提高免疫力、延缓衰老。

胡萝卜炒西蓝花

原料：西蓝花、菜花各 50 克，胡萝卜 40 克，熟腰果 10 颗，白糖、盐、水淀粉各适量。

做法：①将西蓝花、菜花洗净切成块；胡萝卜洗净切片。②锅内加水煮沸，放入西蓝花、菜花、胡萝卜略煮。③锅中放油烧热，放入焯好的菜翻炒，加盐、白糖及水，烧开后用水淀粉勾芡，放入腰果略炒。

营养分析：胡萝卜富含维生素 A 和 β - 胡萝卜素，能很好地保护眼睛，有助于抵抗电脑辐射的危害。

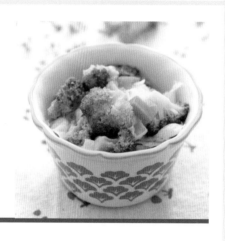

紫苋菜粥

原料：紫苋菜 250 克，大米 100 克，香油、盐各适量。

做法：①将紫苋菜择洗干净，切成细丝。②将大米淘洗干净，放入锅内，加清水适量，置于火上，煮至粥成时，加入香油、紫苋菜、盐，再煮半分钟即可。

营养分析：紫苋菜有抗辐射、抗突变、抗氧化的作用，这与其富含硒有关。硒是一种重要的微量元素，能提高人体抗辐射的能力。

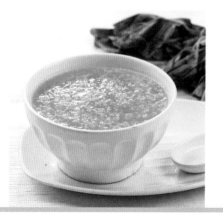

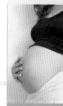

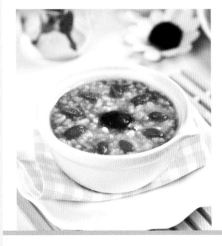

红枣枸杞粥

原料：红枣 5 颗，枸杞子 15 克，大米 50 克。

做法：①将红枣、枸杞子洗净，用温水泡 20 分钟。②将泡好的红枣、枸杞子与大米同煮，待米烂粥稠即可。

营养分析：红枣既能养胃健脾、补血安神，又能滋润心肺。对于贫血、面色苍白、气血不足都有很好的调养作用。

桂圆红枣粥

原料：桂圆肉 30 克，红枣 5 颗，大米 50 克。

做法：①将桂圆肉、红枣清洗干净，待用。②将清水烧开，放入桂圆肉、红枣和大米，改为小火炖 30 分钟，至大米熟烂即可。

营养分析：桂圆益心脾、补气血，尤其适合气虚不足、心血亏虚、心悸失眠的女性。桂圆和红枣还可改善贫血症状，如面色无光泽、疲乏无力、没有食欲、大便稀等。

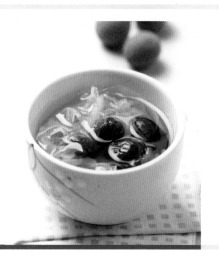

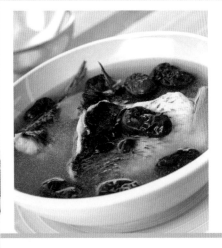

红枣黑豆炖鲤鱼

原料：鲤鱼 1 条，黑豆 50 克，红枣数颗、姜片、料酒、盐、胡椒粉各适量。

做法：①将鲤鱼剖洗干净，用料酒、姜片腌渍待用。②把黑豆放入锅中，用小火炒至豆衣裂开，取出。③将鲤鱼、黑豆、红枣一起放入炖盅内，加入适量沸水，用中火隔水炖 3 小时，放入胡椒粉、盐拌匀即可。

营养分析：黑豆能增强消化功能，促进骨髓造血，起到改善贫血的作用，肾虚、血虚者多吃有益。经常食用还可防老抗衰、增强活力。

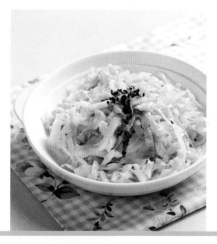

芝麻圆白菜

原料：芝麻 30 克、圆白菜嫩心 350 克，盐适量。

做法：①将芝麻淘洗干净，放入锅内，用小火慢炒，出锅晾凉。②圆白菜心洗净，切成小段。③锅中倒油烧热后，放入菜心翻炒，加盐调味，炒至菜心熟透发软，出锅装盘，撒上芝麻，拌匀即可。

营养分析：圆白菜不仅含有叶酸，还是钾的良好来源，圆白菜的防衰老、抗氧化的效果与芦笋、菜花同样处在较高的水平。圆白菜的营养价值与大白菜相差无几，其中维生素 C 的含量还要高出大白菜 1 倍左右。

扁豆焖面

原料：扁豆 100 克，细面条 200 克，肉片、葱花、姜丝、蒜粒、酱油、盐各适量。

做法：①扁豆洗净掰成段。②油锅烧热，爆香葱花、姜丝后放入肉片、扁豆，加酱油翻炒至扁豆呈翠绿色。③加水（略低于扁豆），开锅后，把面条抖散，均匀、松散地码在扁豆上，盖上锅盖，调小火焖 8 分钟，当汤汁剩少许，扁豆熟软时关火，放盐、蒜粒拌匀即可。

营养分析：扁豆中的蛋白质、脂肪、钙、磷、铁及膳食纤维、维生素 A、维生素 B_1、维生素 B_2、维生素 C 和叶酸的含量都非常丰富。

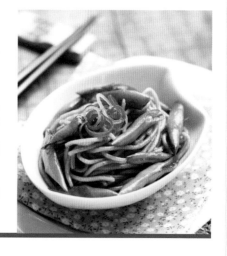

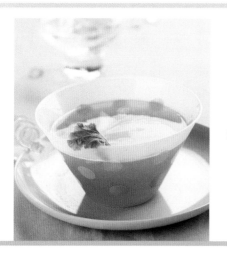

橘子苹果汁

原料：橘子 1 个，苹果半个，胡萝卜半根，蜂蜜适量。

做法：将以上食材切碎，加适量蜂蜜放入榨汁机中榨汁即可。

营养分析：橘子的营养丰富，富含叶酸、膳食纤维、胡萝卜素、维生素 C 以及枸橼酸等营养物质，是备孕期营养食物的好选择。

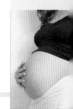

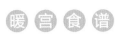

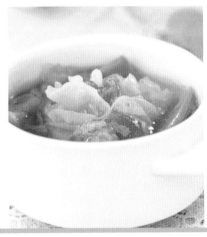

银耳羹

原料：干银耳 30 克，樱桃、草莓、枸杞子、冰糖、核桃仁各适量。

做法：①银耳泡发好，洗净，切碎；樱桃、草莓洗净。②将银耳放入锅中，加适量清水，用大火烧开，转小火煮 30 分钟，加入冰糖稍煮。③放入樱桃、草莓、核桃仁和枸杞子，稍煮即可。

营养分析：银耳的蛋白质中含有 17 种氨基酸，还含有多种矿物质，如钙、磷、铁、钾、钠、镁、硫等，其中钙、铁的含量很高，能够预防贫血。所以，备孕女性可适当吃些银耳。

羊肉栗子汤

原料：羊肉 250 克，栗子 30 克，枸杞子 20 克，盐适量。

做法：①将羊肉洗净，切块；栗子去壳，切块；枸杞子洗净，备用。②锅内加水适量，放入羊肉块、栗子块、枸杞子，大火烧沸，撇去浮沫，改用小火煮 20 分钟，调入盐即可。

营养分析：羊肉中含有多种营养成分，具有很高的营养价值，能够滋阴补阳、补虚温中、补血温经，对于血虚宫寒所致的腹部冷痛有很好的食疗功效。

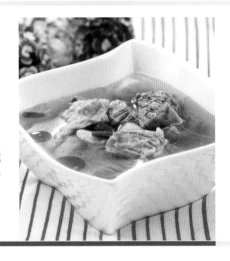

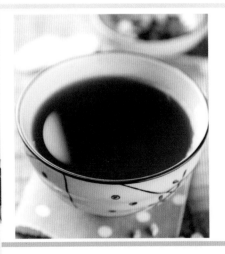

生姜红糖饮

原料：老姜 1 大块，红糖适量。

做法：①将老姜切碎，加入红糖，按 1:1.5 的比例，拌匀。②锅中放水，把拌好的姜糖倒入，小火煮 15 分钟。

营养分析：这道饮品可以帮助女性有效地增加能量，同时还能起到活络气血，加快血液循环的作用。

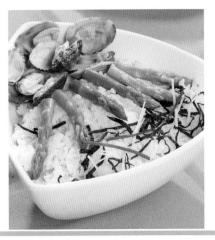

芦笋蛤蜊饭

原料: 芦笋 6 根,蛤蜊 150 克,海苔丝、姜丝、大米、红酒、醋、白糖、盐、香油各适量。

做法: ①芦笋洗净,切段;蛤蜊泡水,吐净泥沙后,用清水煮熟,去掉外壳;大米洗净。②将大米放入电饭煲中,加适量清水,用姜丝、红酒、醋、白糖、盐拌匀,再把芦笋铺在上面一起煮熟。③将煮熟的米饭盛出,放入蛤蜊肉、海苔丝,加香油拌匀,即可食用。

营养分析: 芦笋含丰富的叶酸和膳食纤维,是孕前补充叶酸的佳品,还能促进备孕女性的新陈代谢,提高免疫力。

山药鸡汤

原料: 鸡 1 只,山药 1 根,葱段、姜片、盐各适量。

做法: ①鸡剁块洗净之后,过水焯一下,然后再冲洗干净。山药去皮切滚刀块。②锅里热油,加葱段、姜片炝锅,倒入鸡块,翻炒 3 分钟。③加热水,大火炖开,继续滚 15 分钟。转中小火 1 小时后加入山药和盐。④继续炖 20 分钟至汤汁稍浓稠即可。

营养分析: 山药含有淀粉酶、多酚氧化酶等物质,有利于促进脾胃消化吸收功能,是一味平补脾胃的药食两用之品。与鸡一起炖汤,营养更加丰富,可以提高食欲,增加人体免疫力。

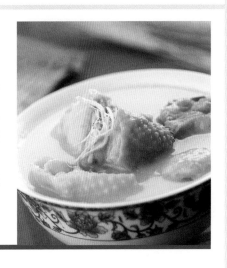

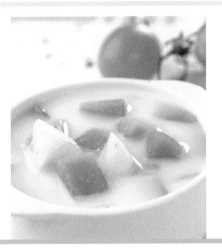

鲜奶炖木瓜

原料: 鲜牛奶 250 毫升,梨、木瓜各 100 克,蜂蜜适量。

做法: ①梨、木瓜分别用水洗净,去皮,去核(瓤),切块。②将梨、木瓜放入炖盅内,加入鲜牛奶和适量清水,先用大火烧开,盖好盖,改用小火炖至梨、木瓜软烂,稍凉后加入蜂蜜调味即可。

营养分析: 鲜奶和木瓜同食,营养全面,配以润心的梨,不但可以增强备孕女性的身体素质,还可以预防妊娠斑的出现。清新的味道也会让备孕女性心情舒畅。

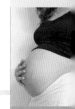

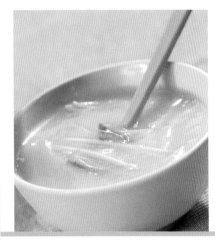

陈皮姜粥

原料：陈皮、生姜各 10 克，大米 50 克。

做法：取陈皮、生姜，连同大米，加水适量，大火煮开后，以微火慢煲成粥即可。

营养分析：适用于脾胃气滞、脘腹胀满、湿阴中焦、体态偏胖的女性，能改善痰湿体质，常吃有利于受孕。

阿胶枣豆浆

原料：黄豆 50 克，阿胶枣 25 克，草莓 5 个。

做法：①黄豆洗净，用水浸泡 10 小时。②将泡发的黄豆放入豆浆机中，打成豆浆，并将打好的豆浆过滤，除去豆渣，晾凉。③草莓洗净，将阿胶枣、草莓一同放入豆浆机中，打 10 秒左右，待原料充分搅碎即可。

营养分析：阿胶枣含有多种氨基酸及钙、铁等多种矿物质，有补血、滋阴、润燥、止血等多种功效，能滋补身体，养身助孕。不过，吃完阿胶枣之后，要多漱口，以免损伤牙齿。

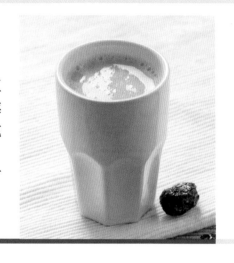

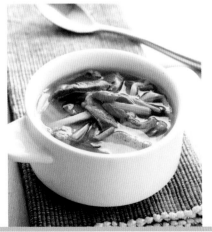

鸡肝枸杞汤

原料：鸡肝 4 个，菠菜、竹笋各 50 克，枸杞子 10 粒，姜片、姜、高汤、盐各适量。

做法：①姜放入水中煮沸。鸡肝洗净，切成半寸左右的厚片，放入煮沸的姜片水中，除去腥味。②竹笋洗净，切成薄片；菠菜用煮沸的盐水烫至青色，捞出切段。③高汤中加入枸杞子、鸡肝片、竹笋片同煮。煮 20 分钟后，加盐和菠菜段略煮即可。

营养分析：枸杞子和鸡肝能补血，二者搭配，能有效预防缺铁性贫血，养颜强身，有利受孕。

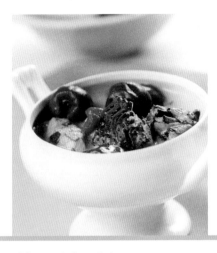

乌鸡汤

原料：乌鸡 1 只，淮山药 200 克，枸杞子 20 克，红枣 5 颗，陈皮 10 克，生姜 2 片，盐适量。

做法：①淮山药、枸杞子、陈皮分别用清水浸洗，红枣去核，乌鸡打理干净，斩成大块焯水。②将全部材料放入砂锅内，加水煮约 3 小时，出锅前加盐调味即可。

营养分析：乌鸡向来都是女性进补身体的必选材料，新鲜的炖乌鸡加上各种有益的中草药，煲上一锅靓汤，享受美味的同时又能轻松助孕。

莲子猪肚汤

原料：猪肚 1 只，莲子 50 克，红枣、盐、姜片、葱段各适量。

做法：①将猪肚洗净，热水烫去表面黏液，放入莲子，两端扎紧，放入砂锅中。②锅中放入适量水、红枣、姜片、葱段，煮开后转小火炖至猪肚熟烂，加入盐调味，即可食用。

营养分析：有健脾、补虚、益气的作用，适用于脾虚导致的排卵功能障碍性不孕症。

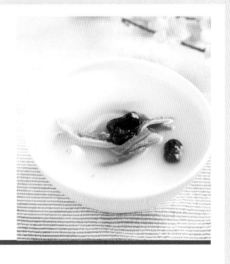

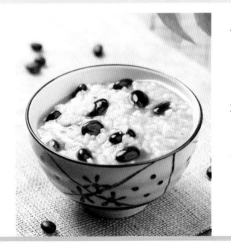

黑豆糯米粥

原料：黑豆 30 克、糯米 60 克。

做法：①将黑豆、糯米洗干净，放在锅内，泡 4 个小时。②加水适量，用温火煮成粥即可。

营养分析：根据中医理论，豆乃肾之谷，黑色属水，水走肾，所以黑豆入肾。此粥有增强活力、滋补肾气的作用。

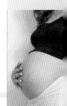

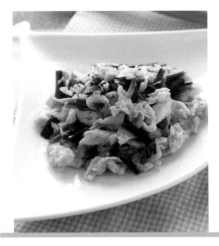

韭菜炒鸡蛋

原料：韭菜 150 克，鸡蛋 3 个，虾皮 50 克，盐适量。

做法：①把韭菜择洗干净，沥水，切成碎末，放入大碗内，磕入鸡蛋液，放盐搅匀。②锅中放油烧热后，倒入韭菜鸡蛋液煎炒熟，放虾皮翻炒均匀即可。

营养分析：韭菜又叫起阳草、长生韭等，它不仅能刺激胃肠蠕动，还能促进食欲、杀菌和降低血脂，同时还具有固精、助阳、补肾等作用，能增强性欲。

香椿苗拌核桃仁

原料：香椿苗 1 把，核桃仁 30 克，盐、醋、香油各适量。

做法：①香椿苗去根，用清水洗净，捞出控水。②锅中放水烧开，将核桃仁放入略煮，捞出过凉。③将香椿苗和核桃仁用盐、醋、香油拌匀即可。

营养分析：核桃仁中含有丰富的镁，这种矿物质可以提高男性的生育能力。

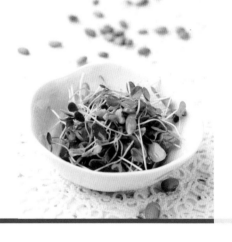

牡蛎粥

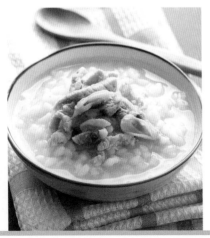

原料：牡蛎肉 100 克，大米、瘦肉各 30 克，料酒、盐各适量。

做法：①大米洗净；牡蛎肉洗净；瘦肉切丝。②大米放入锅中，加适量清水，待米煮至开花时，加入瘦肉、牡蛎肉、料酒、盐，煮成粥即可。

营养分析：牡蛎中含有丰富的锌、硒等矿物质，可以提升男性的生育能力。

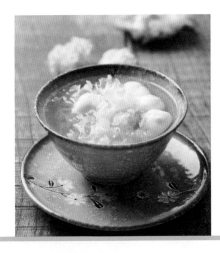

银耳鹌鹑蛋

原料：银耳 30 克，鹌鹑蛋 100 克，冰糖适量。

做法：①银耳泡发，去蒂，放入碗中，加清水，上蒸笼蒸透；鹌鹑蛋煮熟剥皮。②锅中加清水，冰糖煮开后放入银耳，鹌鹑蛋，稍煮即可。

营养分析：银耳能提高肝脏解毒能力，起保肝作用；鹌鹑蛋有补益强壮、温肾助阳的功效，男性常吃可增强性功能。

冬瓜腰片汤

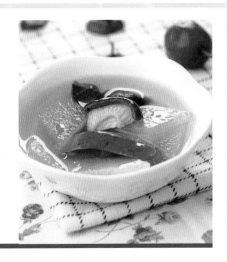

原料：冬瓜 100 克，猪腰 1 对，淮山、黄芪各 20 克，香菇 6 朵，鸡汤、姜末、葱末、盐各适量。

做法：①冬瓜、淮山均洗净，冬瓜去瓤，削皮切块；香菇泡软去蒂；猪腰平片成两块，去净油皮和腰臊，然后洗净切片，用热水氽烫。②将鸡汤倒入锅中加热，放姜葱末后加入黄芪、冬瓜，用中火煮 40 分钟，再放猪腰、香菇、淮山，煮熟后用小火再煮片刻，加盐调味即可。

营养分析：冬瓜腰片汤有清热、消肿、强肾、降压的作用，是备育男性保持体重，增强体质的进补佳品。

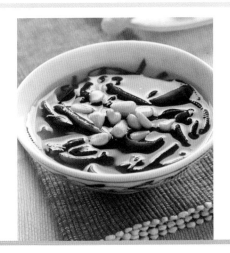

松仁海带汤

原料：松子 50 克，水发海带 100 克，鸡汤、盐各适量。

做法：①松子用清水洗净，水发海带洗净，切成细丝。②锅置火上，放入鸡汤、松子、海带丝，用小火煨熟，加盐调味即成。

营养分析：松子中的含锌量较高，富含锌的食物不仅对前列腺有好处，还能提高精子质量以及数量，对于备育男性来说是可以经常食用的。

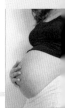

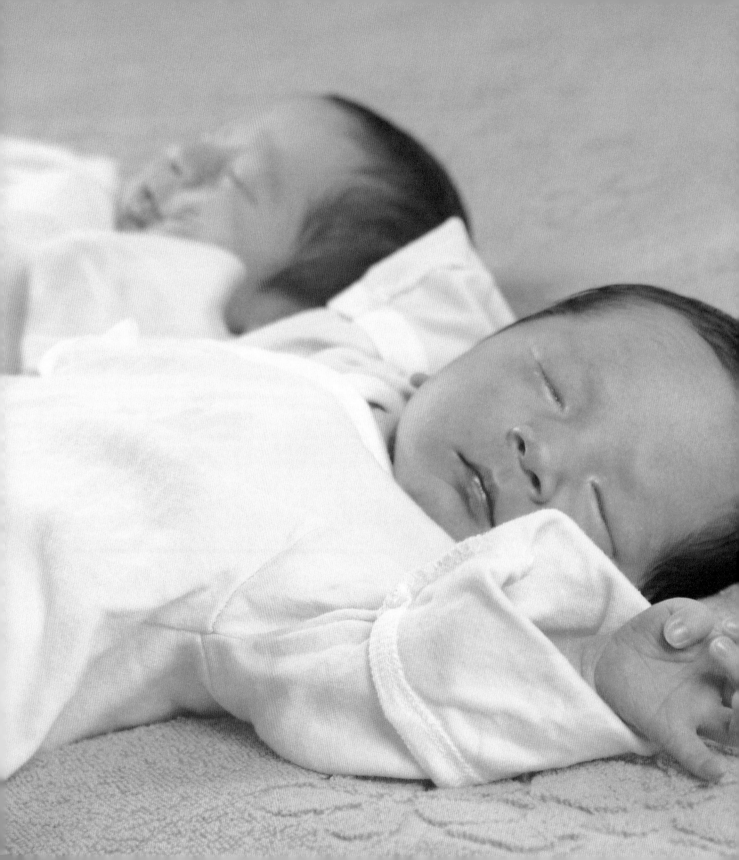

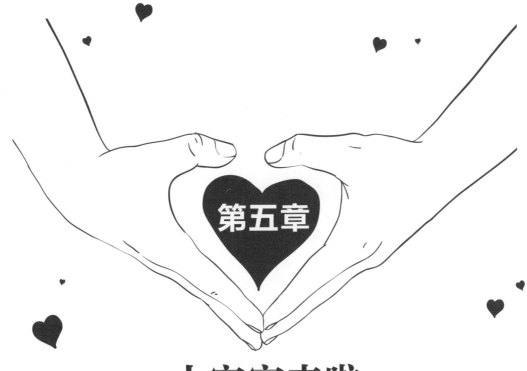

小宝宝来啦

经过精心的备孕，你们的小天使到来啦！这个激动人心的消息一定要先和准爸爸分享，让他也一起感受小生命到来的喜悦。幸福的孕妈准爸要一起学习一下孕产知识，以免手忙脚乱呢。

怀孕的征兆

怀孕了，孕妈妈的身体会出现各种征兆，仔细观察身体向你发出的各种怀孕信号，第一时间了解并掌握怀孕的讯息，才能做好充分的孕育准备。

停经

怀孕的第一个信号是月经停止来潮。结婚或有性生活的女性，平时月经规律，一旦月经过期10~15天，就有可能是怀孕。停经是怀孕后最早，也是最重要的征兆，但不是特有的，其他原因也可引起停经。不过，当该来月经时月经未来，并有少量浅褐色的血流出，这是子宫在少量出血，是怀孕初期的一种可能出现的现象。

有极少数女性，虽然已经怀孕了，但是在该来月经的时候，仍然行经一两次，不过来的经血比平常要少，日期也短些，这在中医上称为"漏经"，真正原因尚不十分清楚。

有感冒的症状

由于孕激素带来的变化，使身体出现疑似"感冒"的症状，如体温升高、头痛、精神疲惫、脸色暗黄等，有时候还会感觉特别怕冷。

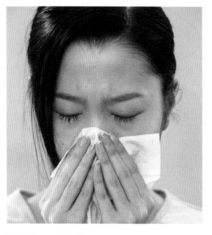

恶心、呕吐

恶心、呕吐是大多数孕妈妈都会有的经历，孕早期的恶心、呕吐，可能会发生在一天中的任何时间。

困倦

昏昏沉沉，好像总是睡不醒的样子，做什么事都没有精神。出现这种情况的原因是，此时体内的变化正在消耗身体的能量。

口渴

口渴是身体的正常信号，表示你和胎宝宝需要更多的水分。

乳房变化

乳房发胀，好像变大了，有点刺痛的感觉，乳头颜色也会变深，出现小结块。这是随着受精卵的着床，体内激素发生改变，乳房也做出相应反应，为以后的哺乳做好准备。

腹胀

下腹总是胀胀的，有点难受。

尿频

孕早期会因为增大的子宫压迫膀胱而变得尿频。

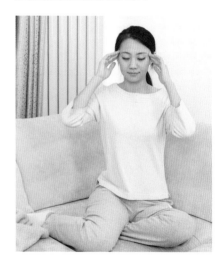

常见的验孕方法

如果孕妈妈细心，其实怀孕初期，身体会有一些细微的反应，只要了解这些，就可避免不良后果的产生。同时，多了解一些验孕的方法也是十分必要的。

早孕试纸和验孕棒：按照包装盒上的说明书操作，只要方法正确，就可以达到 99% 的准确率。一般来说，最好在月经迟来两周后再做怀孕自测，如果太早不易测出来。验孕棒上的二道杠说明怀孕的可能性大。

尿检法：如果化验太早，结果可能还是阴性的，再过几天做一次可能就是阳性的了。此方法在受精后 7~10 天后进行，准确率几乎是 100%。这项检查不需要空腹。

血检法：受精一周后可去医院做此化验，两三天后取结果，准确率也是 100%。保留好化验单，这也是建档很重要的依据。

B 超检查：如果有必要，在孕 6 周之后，医生会用超声波检查出确切的怀孕时间。一般在孕早期只做一次 B 超检查。

到医院做早孕检查

即便是用早孕试纸验出了已经怀孕，也最好到医院再做个正规的检查，以最终确定是否怀孕，毕竟自己在家验孕是存在误差的，而且还可以顺便向医生询问一下孕期的注意事项。医院通常有以下几种方式检查是否怀孕：

验尿：怀孕以后，孕妈妈尿中会产生人绒毛膜

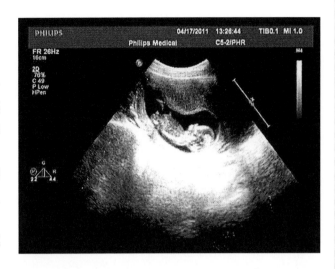

促性腺激素（HCG），通过尿检，可以测定有无这种激素存在，来判断是否怀孕。受精卵植入子宫后，体内就开始产生有利于维持妊娠的 HCG。这种激素在受孕成功 10 天左右即可查出来。

血液检查：血液检查跟尿检的原理差不多，都是通过体内 HCG 的变化来判断是否怀孕。一般可于同房后 20 天左右去医院做血 HCG 检查血液中血 HCG 的含量。

妇科检查：怀孕以后，宫颈的颜色会从原来的红色变成暗紫色，宫颈和子宫之间变得特别柔软。通过妇科检查，观察宫颈变化就能判断是否怀孕。

B 超检查：B 超检查是验孕最准确、最可靠的方法。最早在妊娠第 5 周时，也就是月经过期 1 周的时候，通过阴道 B 超的检测，在显示屏幕上，可以看到子宫内有圆形的光环，又称妊娠环，环内的暗区为羊水。如果没有异常情况出现，一般在孕早期 50 天后使用 B 超检查，可确定是否为宫内活胎。

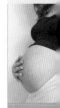

孕期注意事项

孕早期避免性生活

准爸爸要节制自己的性欲，一旦发现妻子怀孕后，应在孕12周内避免性生活，以免造成妻子流产。因为此时胚胎正处于发育阶段，特别是胎盘和母体宫壁的连接不紧密，如果进行性生活，易造成流产。即使性生活十分小心，由于孕妈妈盆腔充血，子宫收缩，也可能造成流产。孕妈妈和准爸爸为了胎宝宝的健康，暂时停止性生活吧。一般到孕中期，胚胎稳固后，可进行适当的性生活。

推算预产期

还记得你最后一次来月经的日子吧，可以根据你的末次月经日期推算预产期。这种方法适用于能清楚记住自己最后一次月经，并且月经周期正常（28~32天）的孕妈妈。一般医院发的预产期计算册，用的都是这种计算法。

预产期的月份 = 末次月经的月份 +9，大于12，则减去12。

预产期的日期 = 末次月经日期 +7，大于30，就减去30。

B超数据计算法：通过B超检查、测量胎宝宝双顶径、头围、股骨长度、腹围等身体数据，也可以推算预产期。

用药要谨慎再谨慎

孕期的用药安全，需要谨慎处理。到底服用药物对妊娠影响有多大，孕期用药是否对胎宝宝造成不良影响关键取决于两个方面，一方面取决于药物本身，另一方面取决于用药的时间。

安全的孕3周（停经3周）以内：服药不必为致畸担忧。若无任何流产征象，一般表示药物未对胚胎造成影响，可以继续妊娠。停经后2周稍有不适，别自行吃药。

高度敏感的孕3周至8周：胚胎对于药物的影响最为敏感，致畸药物可产生致畸作用。此时应根据药物毒副作用的大小及有关症状加以判断。尊重优胜劣汰的原则，顺其自然。

中度敏感的孕8周至孕4~5个月：胎宝宝对药物的毒副作用较为敏感，但多数不引起自然流产，致畸程度也难以预测。要充分咨询医生意见，并密切观察。

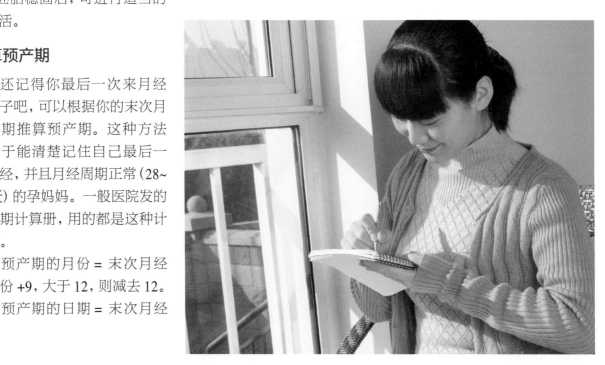

低度敏感的孕5个月以后：
胎宝宝对药物的敏感性较低，用药后一般不会出现明显畸形，但可出现程度不一的发育异常或局限性损害。不要吃任何中药。

别错过建档的时间

建档对于孕妈妈来说，是一件很重要的事情，因为建档同时关系到宝宝和妈妈的健康，也关系到宝宝的未来，所以一定不可以马虎。

建档应在孕12周以前完成：一般只要第一次检查结果符合要求，医院就会允许建档。每个医院的要求都不一样，尽量弄清楚流程。

建档医院的选择：专科医院比综合医院就医人员相对单纯，交叉感染的概率要小一点，但如果孕妈妈本身有疾病，如高血压、糖尿病、肾病等，最好选择综合医院，这样如果需要多科会诊会很方便。早选择早做决定，别错过建档时间。

转院的处理：如果从其他的医院转过来，虽可带着原来医院的化验单，但不全的项目，必须要在新医院重新补做。医院为孕妈妈建个人病历，主要是为了能更全面地了解孕妈妈的身体状况及胎宝宝的发育情况，以便更好

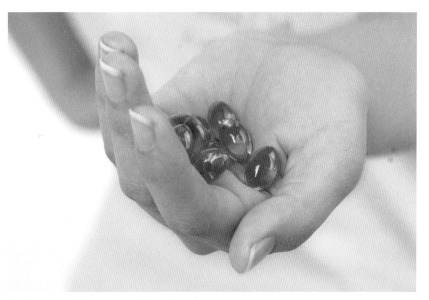

地应对孕期发生的状况，并为以后分娩做好准备。

孕期体重管理

规避风险，增加安全指数，最重要的就是做好孕期的体重管理。

孕育胎儿的过程是一个合成代谢增加的过程，由于合成代谢的增加，孕妈妈的体重会一天天增长，这就需要大量的营养物质供给，因此孕期饮食就大有讲究，通过均衡合理的营养摄入，使胎宝宝和孕妈妈达到健康的标准。孕期控制体重还有一个重要的原因，那就是避免妊娠期并发症，使孕妈妈健康顺利地度过整个孕期。

整个孕期，孕妈妈的体重增长是有规律的。合理的体重增长应该在12千克左右，这其中包括胎儿的体重；胎儿的附属物：胎盘、羊水、脐带；增大的子宫、乳房、腹壁；母体增加的血液等。在孕早期胎宝宝很小，几乎没有什么重量，子宫也不大，有些孕妈妈早孕反应较重，体重不升反而下降。孕中期开始，胎宝宝逐渐长大，孕妈妈的体重会较快地增加，但应控制在每周增加500克较为合适，直到孕晚期。孕晚期时体重可能增加较快，那是因为胎宝宝长大、体重增加迅速所致。

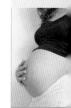

特殊妊娠和二胎妊娠

得知自己怀孕之后,孕妈妈都会关心自己的状况是否正常。了解及掌握自己的怀孕状况,认识可能发生的异常妊娠现象,是每一位孕妈妈必须学习的课程。

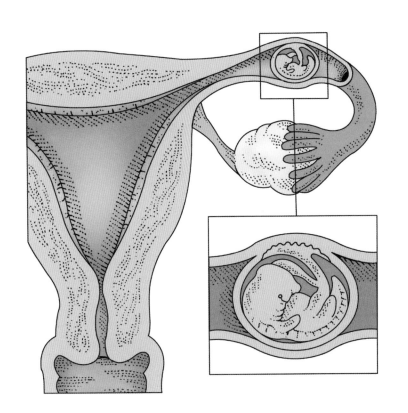

流产征兆

流产是指孕28周以内,由于某种原因而发生妊娠终止的现象。如果发生在孕12周以内,称为早期流产,如果发生在孕12周以后,则称为晚期流产。流产最主要的信号就是阴道出血和腹痛(主要是因为子宫收缩而引起腹痛),出血的颜色可为鲜红色、粉红色或深褐色,主要根据流量和积聚在阴道内的时间的不同而有所变化。

如果孕妈妈发现自己阴道有少量流血,下腹有轻微疼痛和下坠感,或者感觉腰酸,可能就是流产的先兆,也是胎宝宝传递的"危险信号"。这时孕妈妈不必太紧张,最好的方法就是卧床休息,不要再走动。如果情况没有改善,反而严重,则需要及时就医。

胚胎停育

医学上将妊娠早期胚胎停止发育的现象称为胚胎停育。造成胚胎停育的原因有很多,内分泌失调、子宫异常、生殖道感染、母胎之间免疫不适应,以及染色体问题,都可以导致胚胎停育。若孕妈妈不幸被确诊为胚胎停育,最好在医生的指导下做人工流产处理。胚胎停育不宜采用药流,否则不易完全排净。

宫外孕

正常妊娠情况下,受精卵是在子宫内膜上着床、生长发育的,如果它在子宫体腔以外的地方生长发育，就是异位妊娠，俗称"宫外孕"。宫外孕可归纳三大症状，即停经、腹痛、阴道出血。如果怀疑为宫外孕，应立即到医院确诊治疗，通常要进行急诊手术。发生宫外孕时，即使是输卵管破裂，只要治疗及时，就不会对母体产生很大的影响。但如果治疗不及时，就会因大量出血导致生命危险。

孕妈妈要注意，急性腹痛一定要马上去医院就诊。但如果只是少量出血，而没有腹痛，孕妈妈大可不必着急，这是受精卵在子宫内膜上着床时引起的"点状出血"，并无危险。

葡萄胎

葡萄胎是指实际上没有胎儿或胎儿发育不正常的情形。胎盘底部的微细绒毛产生异常，子宫内形成葡萄形状的水泡，并充满子宫。典型症状是恶心、呕吐等症状会非常严重，妊娠 3~4 个月时会分泌大量暗褐色的分泌物，下腹产生膨胀感。妊娠 5~6 个月时，也听不到胎心音。

利用超声波检查，在妊娠 5~6 周时就能够准确诊断出葡萄胎，确诊后需要进行手术，手术后要严格进行护理，在手术后一年时间内必须采取避孕措施。

二胎生育间隔期

如果第一胎是顺产

生第二胎没有严格的时间限制，一般一年后较好。如果妈妈第一胎是正常顺产，并在给宝宝哺乳，那么最好是宝宝断奶后再进行怀孕，这样，身体恢复得更好，才有利于孕育第二胎。如果妈妈顺产后没有给宝宝哺乳，一般一年半左右就可以进行第二次怀孕，产后切忌过早怀孕，不然身体不利于胎儿生长发育。

如果第一胎是剖宫产

生第二胎一定要间隔两年，否则容易引起子宫破裂导致生育危险。因为剖宫产后宫壁的刀口在短期愈合不佳，过早怀孕，由于胎儿的发育使子宫不断增大，子宫壁变薄，尤其是手术切口处，使结缔组织缺乏弹力，新鲜的瘢痕在妊娠末期或分娩过程中很容易胀破，而造成腹腔大出血甚至威胁生命，因此再次妊娠最好是在手术后 2 年较为安全。

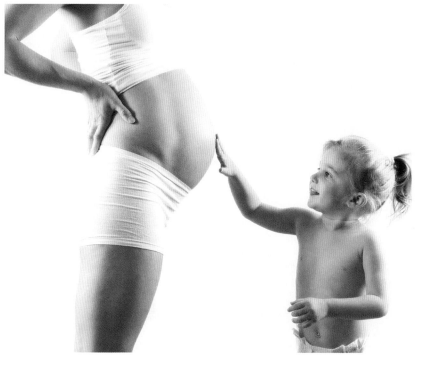

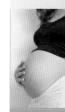

安胎保胎吃这些

其实，孕妈妈不需要服用昂贵的保健品，从科学的角度出发，了解一下吃什么食物能安胎，对孕妈妈和胎宝宝都有好处，下面我们就来看几种安胎保胎的食物。

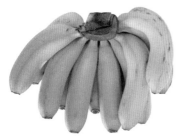

香蕉

香蕉是钾的极好来源，并含有丰富的叶酸和维生素 B_6，可保证胎宝宝神经管的正常发育，避免无脑、脊柱裂等严重畸形的发生。另外，钾还有降压、保护心脏与血管壁的作用，这对于孕妈妈也是十分有利的。

西红柿

西红柿富含的维生素 A 原，能在母体内转化为维生素 A，促进胎宝宝骨骼生长，有防治佝偻病、眼干燥症、夜盲症的作用。孕妈妈经常食用西红柿，能增加胃液酸度，帮助消化，调整胃肠功能。另外，孕妈妈常吃西红柿，可减少甚至消除因激素变化引起的面部妊娠斑。

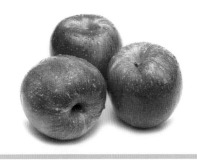

苹果

苹果中含有丰富的锌，而锌与人的记忆力关系密切，苹果素有"益智果"之称。锌有利于胎宝宝大脑皮层边缘部海马区的发育，有助于增进胎宝宝后天的记忆力。孕妈妈缺锌会导致免疫力下降、易感冒、食欲下降、记忆力下降等，胎宝宝会体重下降、发育停滞，中枢神经系统受损等。

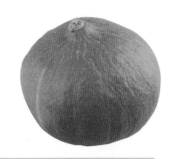

南瓜

南瓜的营养极为丰富，含丰富的膳食纤维、多种维生素和矿物质。孕妈妈食用南瓜，不仅能促进胎宝宝的脑部发育，增强其活力，还可防治妊娠水肿、妊娠高血压等孕期并发症，促进血凝及预防产后出血。

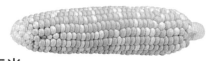

玉米

对孕妈妈来说，多吃玉米好处很多，因为玉米中丰富的维生素E有助于安胎，可防治习惯性流产、胎宝宝发育不良等。另外，玉米中所含的维生素 B_1 能增进孕妈妈食欲，促进胎宝宝发育，提高神经系统的功能。玉米中还含有丰富的膳食纤维，能加速致癌物质和其他有毒物质的排出，缓解孕妈妈便秘。

藕

藕具有养阴润燥、益血滋阴的功效，对孕妈妈的身体有很好的调理作用。藕含有大量的膳食纤维，可以促进肠胃的蠕动，防治孕期便秘。对于食欲欠佳的孕妈妈来说，藕还是增强食欲的极佳食物。怀孕时，孕妈妈一般都要忌吃凉性的食物，但唯独莲藕例外，因为食用时，只要用热水煮一下，它就会由凉性变为温性，非常适宜孕妈妈补益身体。

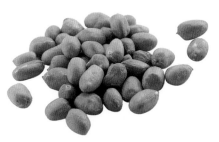

花生

花生富含蛋白质，对胎宝宝大脑发育十分有益。孕2月，胎宝宝大脑的发育正处于一个关键期，大脑细胞迅速增殖分化，体积增大。孕妈妈在此时可以多吃花生，有利于胎宝宝的大脑发育。另外，花生具有醒脾开胃、理气补血、润肺利水和健脑抗衰等功效，常吃花生对孕妈妈自身也有好处。

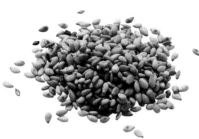

芝麻

孕妈妈从怀孕开始，就应该多吃一些芝麻。芝麻富含的钙、磷、铁，可以促进胎宝宝大脑发育，有效预防胎宝宝发育异常。另外，芝麻有补血、补肝、益肾、润肠、通乳、养发等功效，经常食用，对孕妈妈自身也有很好的调节和保健作用。

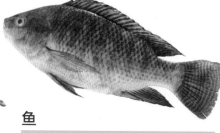

鱼

鱼肉富含蛋白质、维生素以及卵磷脂、钾、钙、锌等营养物质，这些是胎宝宝发育的必需物质，尤其是对神经系统的发育十分有益。另外，鱼肉还富含不饱和脂肪酸——二十碳五烯酸，二十碳五烯酸能有效预防妊娠高血压综合征的发生。因此，孕妈妈至少要保证1周吃1次鱼。

图书在版编目（CIP）数据

孕前准备每天一页 / 王琪主编 . -- 北京：中国轻工业出版社，2017.8

ISBN 978-7-5184-1473-4

Ⅰ . ①孕… Ⅱ . ①王… Ⅲ . ①优生优育－基本知识 Ⅳ . ① R169.1

中国版本图书馆 CIP 数据核字 (2017) 第 142378 号

责任编辑：高惠京　　责任终审：劳国强　　封面设计：奥视创意工作室

策划编辑：龙志丹　　责任校对：李　靖　　责任监印：张京华

出版发行：中国轻工业出版社（北京东长安街 6 号，邮编：100740）

印　　刷：北京博海升彩色印刷有限公司

经　　销：各地新华书店

版　　次：2017 年 8 月第 1 版第 1 次印刷

开　　本：889×1194　1/20　印张：9

字　　数：200 千字

书　　号：ISBN 978-7-5184-1473-4　定价：39.80 元

邮购电话：010-65241695 传真：65128352

发行电话：010-85119835 85119793　传真：85113293

网　　址：http://www.chlip.com.cn

Email：club@chlip.com.cn

如发现图书残缺请直接与我社邮购联系调换

170195S7X101ZBW